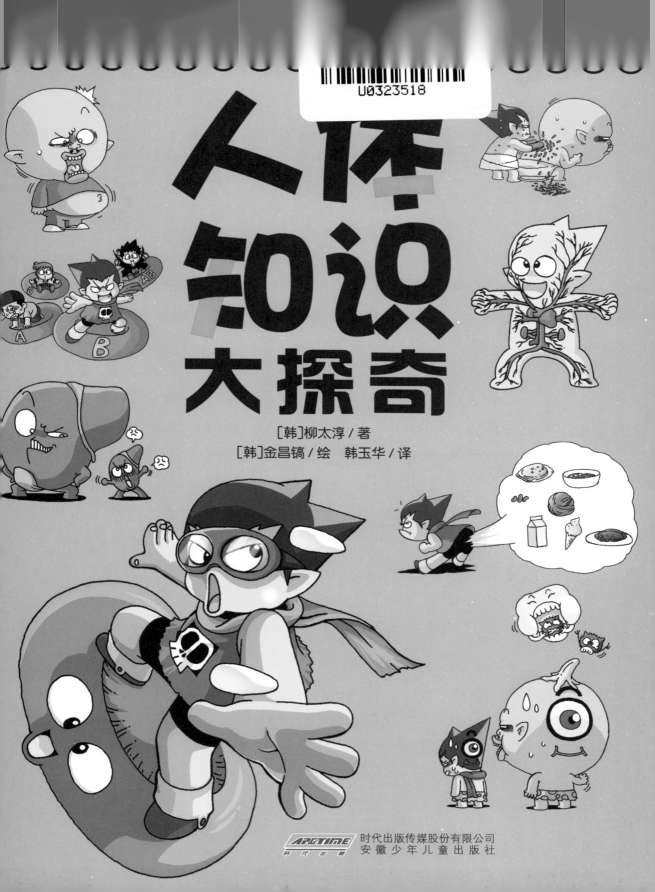

人体知识大探奇

[韩]柳太淳 / 著

[韩]金昌镐 / 绘　韩玉华 / 译

时代出版传媒股份有限公司
安徽少年儿童出版社

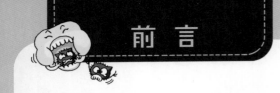

奇特的人体探险记

人的身体是一台很奇妙的"机器",存在着许多有趣的甚至令你叫绝的现象和功能。我们的双手,哪只手更频繁地使用,哪只手的指甲就更容易长长。也就是说,"右撇子"的右手指甲长得比左手快。我们的眼睛也非常敏锐,可以同时感知100万个以上的视觉单元,还可以区别800万种以上的色彩差异。我们体内的骨骼比相同重量的钢筋还要结实。相同粗细的铜线与头发丝比较,头发丝的弹力更大也更结实,它结实到用500根头发拧成绳子之后足以提起一个成年人的程度。

地球上有60多亿人口,但是在这么多人中想要找出两个指纹完全一样人的可能性几乎为零。最近发现在识别身份方面,决定眼球色彩的虹膜比指纹更加准确,因此被称为第二个身份证。不仅同卵双胞胎,就连我们自己的左眼和右眼的虹膜都不一样,虹膜可以说是人体中最能体现出差异的部位。

人看到开心的场面时瞳孔最多会扩大45%,笑15秒具有延长两天寿命的效果,持续笑1分钟相当于快速走 10 分钟的运动量。心情愉悦或开怀大笑会产生对身体有益的激素，这甚至有助于让癌症患者战胜疾病。有些医院正提倡用笑来给病人治疗。

人体实在是太奇妙了，我们的体内每天都在上演着"刀光剑影"的故事，因为我们的周围到处都有致病的细菌甚至病毒。为了了解人类的身体，魔界的好奇心队长比奥与多多、库拉组成了一支探险队，进入魔王大人的体内，开始了一次奇特的旅程。那么，比奥和他的朋友们会平安地回来吗？

全体作者

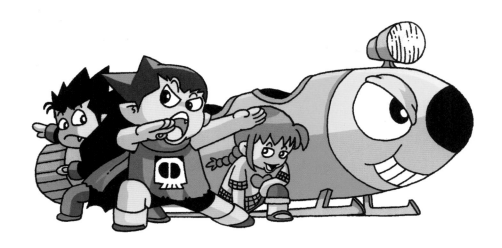

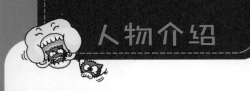

来自魔界的——

魔界的统治者 **魔王大人**

VS

阎罗国的统治者 **阎罗大王**

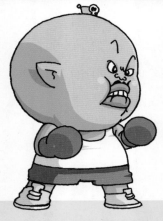

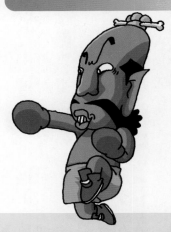

头部巨大的魔王大人，战斗中被阎罗大王击败。

他以极强的战斗力打败了魔王大人。

魔界的继承者 **比奥**

VS

阎罗国的继承者 **修拉卡森**

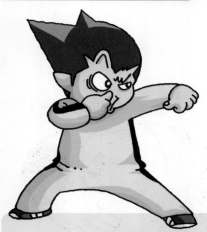

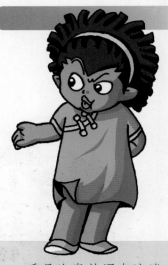

被脾气暴躁的修拉折磨得够呛。

看见比奥就浑身流淌起战斗之血。

来自魔界的——

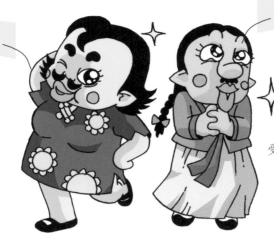

意大

利面

转换成女性后正享
受着幸福。

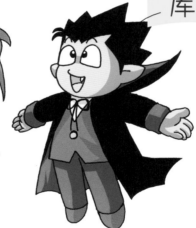

多多

开始对自己的
形象在意了。

库拉

向队长比
奥提出抗议之
后被拒绝了。

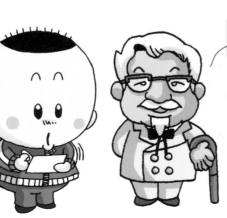

体育老师

肯德基

虽然是第一次登场，
但很快就混熟了。

跟魔王大人的头
部有一拼的体育老师。

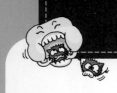

目 录

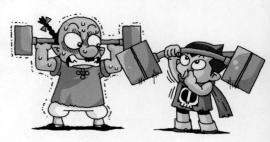

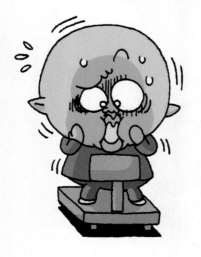

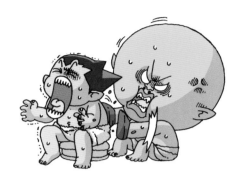

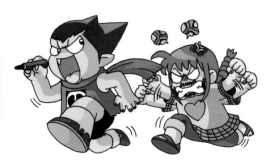

医学博士的诞生

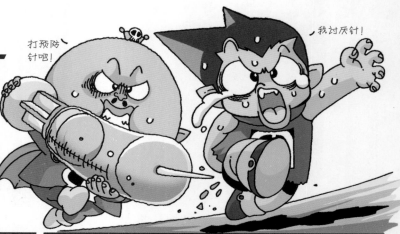

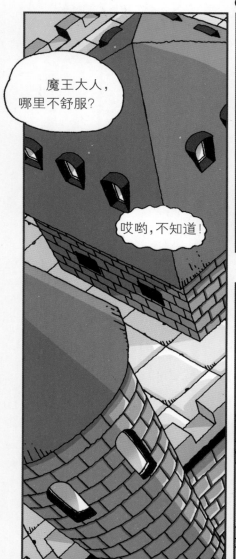

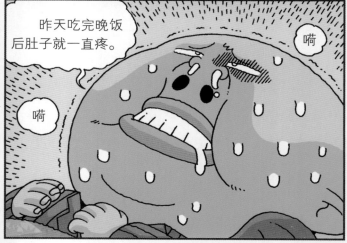

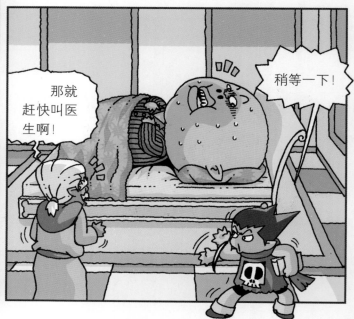

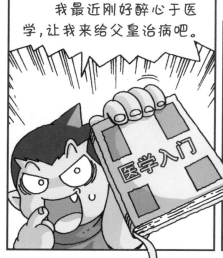

我最近刚好醉心于医学,让我来给父皇治病吧。

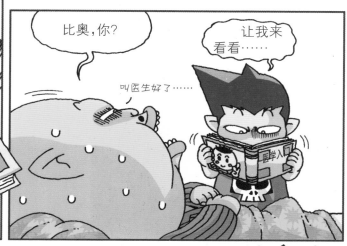

比奥,你?

叫医生好了……

让我来看看……

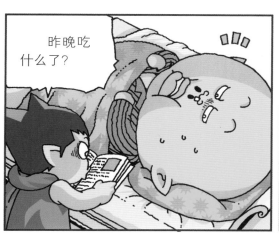

昨晚吃什么了?

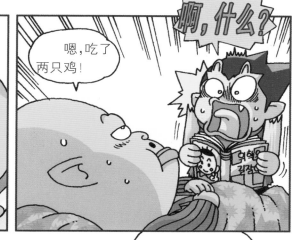

嗯,吃了两只鸡!

啊,什么?

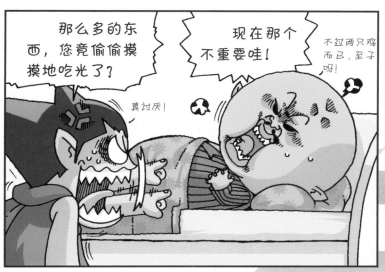

那么多的东西,您竟偷偷摸摸地吃光了?

现在那个不重要哇!

不过两只鸡而已,至于吗!

真讨厌!

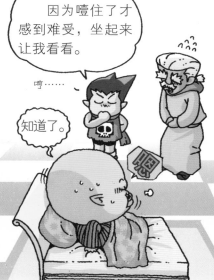

因为噎住了才感到难受,坐起来让我看看。

哼……

知道了。

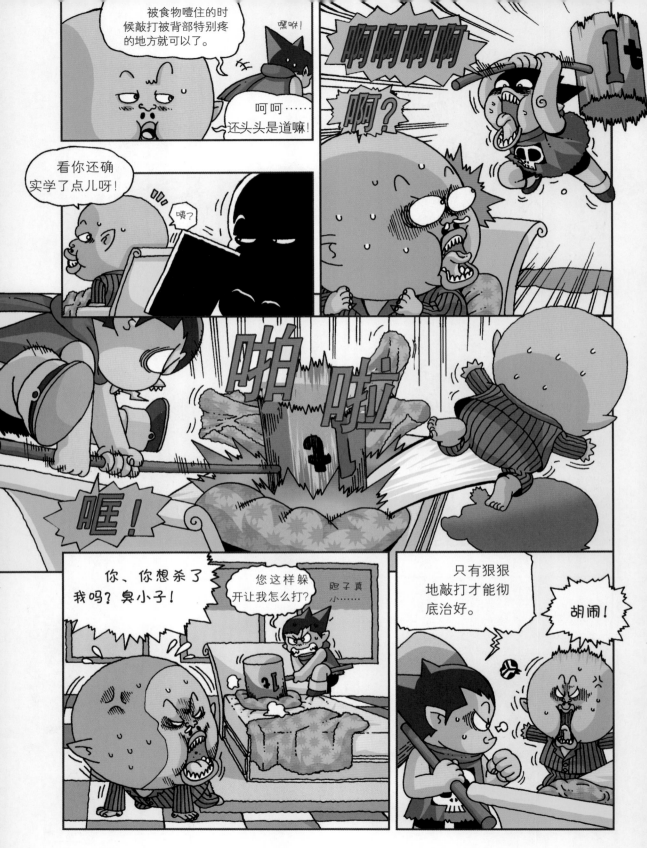

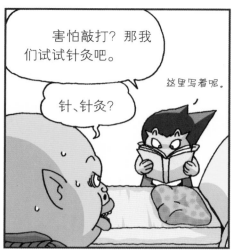

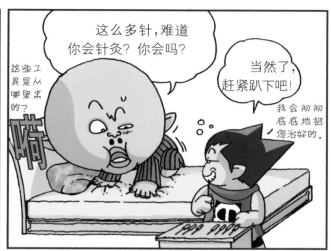

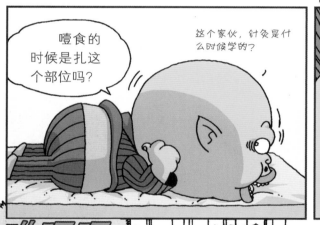

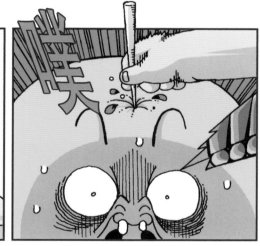

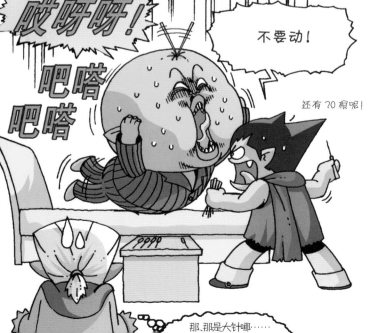

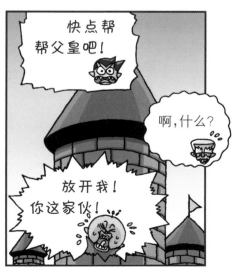

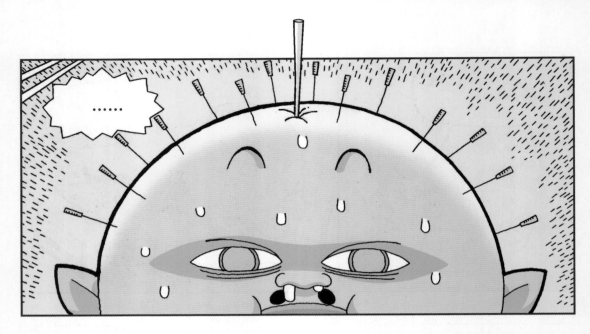

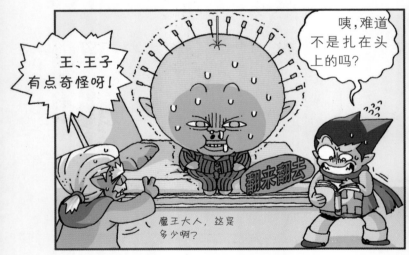

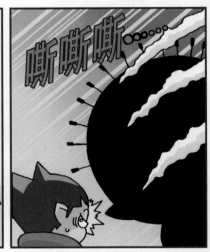

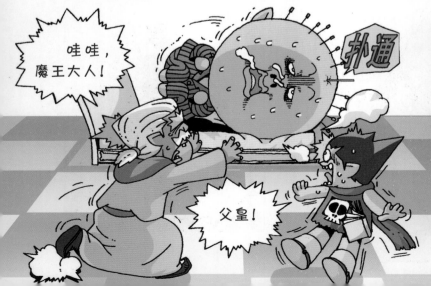

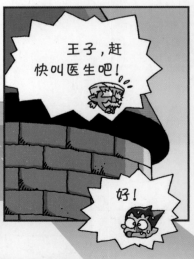

幸好度过危险期了……

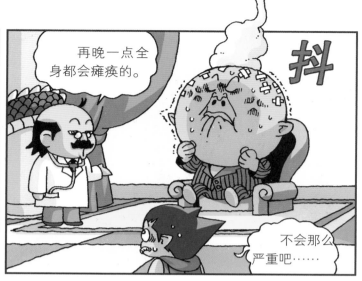

再晚一点全身都会瘫痪的。

抖

不会那么严重吧……

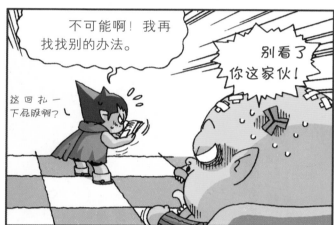

不可能啊！我再找找别的办法。

别看了你这家伙！

这回扎一下屁股啊？

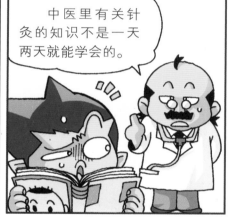

中医里有关针灸的知识不是一天两天就能学会的。

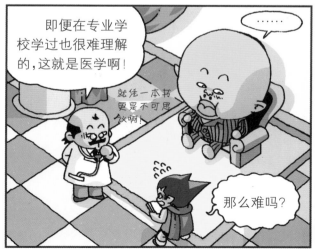

即便在专业学校学过也很难理解的，这就是医学啊！

就凭一本书更是不可思议啊！

……

那么难吗？

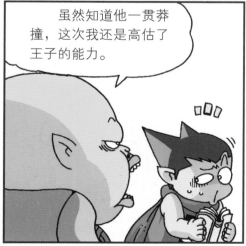

虽然知道他一贯莽撞，这次我还是高估了王子的能力。

7

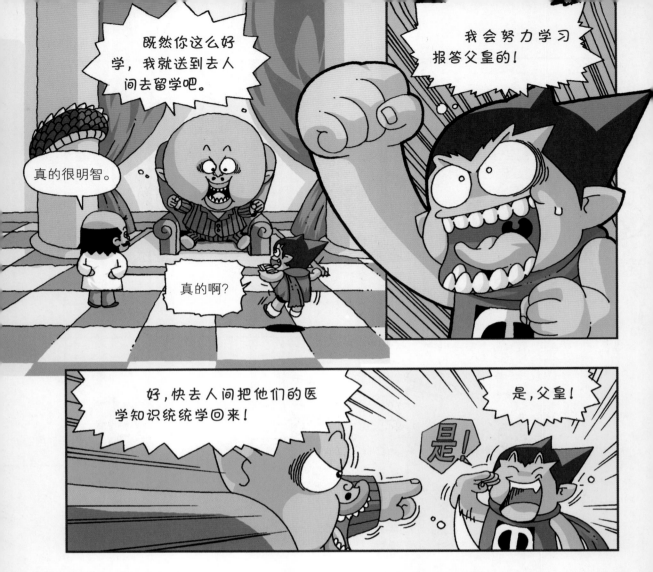

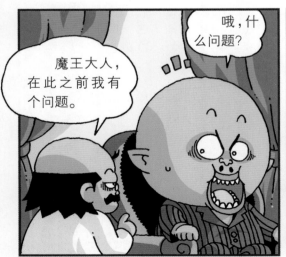

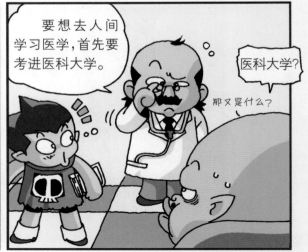

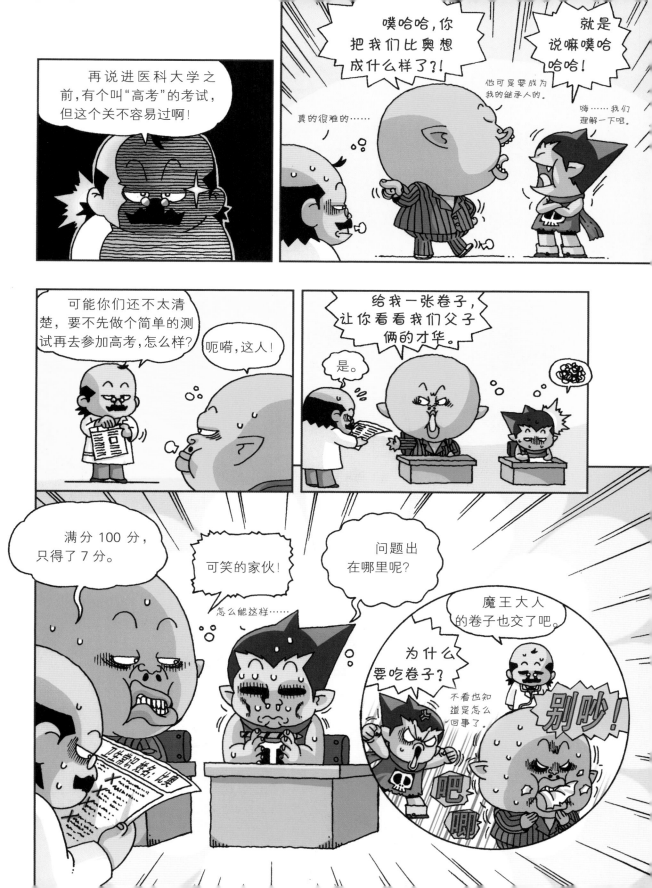

笑有益于健康吗？

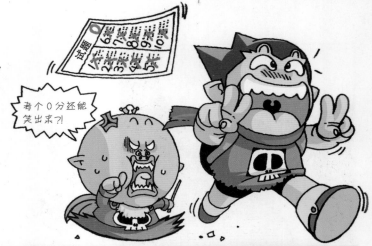

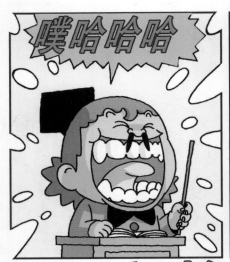

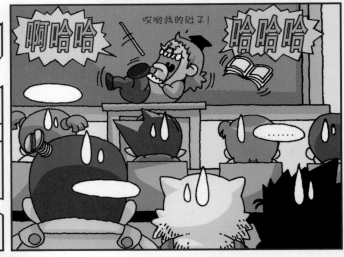

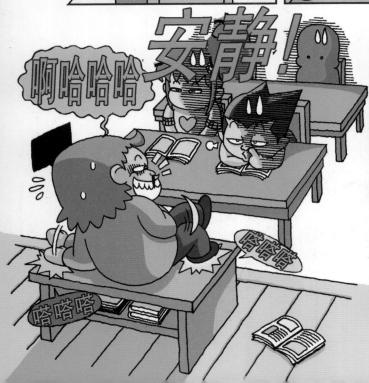

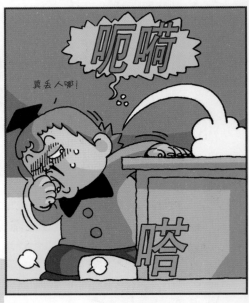

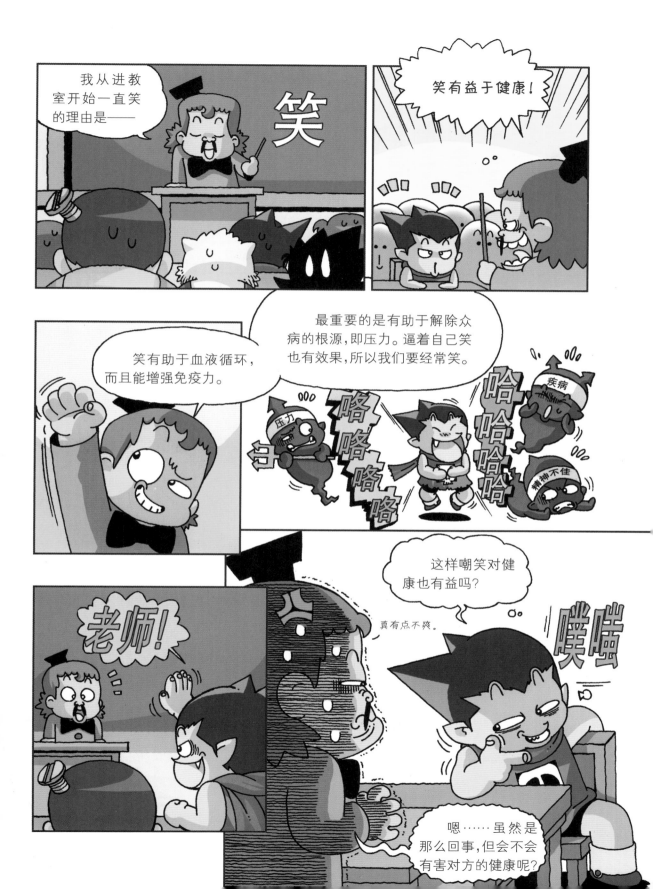

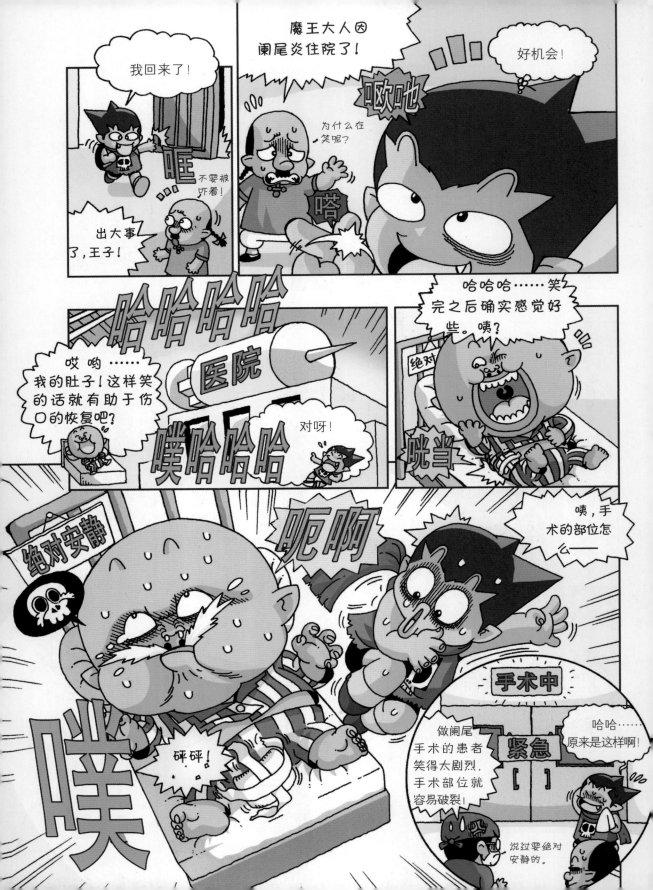

笑的健康学

据保健专家说,笑15秒钟具有延长两天寿命的效果,持续笑1分钟相当于快速走10分钟的运动量。而且,在感到开心时,在听到优美的音乐时,在被美丽的风景所陶醉时,在茅塞顿开时,以及在坠入爱河时,等等,凡是心情快乐的时候,我们体内都会产生对身体有益的激素。这些激素能使我们的免疫力增强,有助于癌症患者振作起来,增加战胜疾病的可能性。

☠ 内啡肽 VS 肾上腺素

心情愉快会产生对身体有益的激素,如内啡肽等。在内啡肽的激发下,人的身心会进入轻松愉悦的状态,从而强化免疫力,还能有助于消除失眠症。因此,想要拥有内啡肽带来的效果,就必须保持愉快的心情,多想一些开心事。相反,人在郁闷、生气的时候,体内会过多地分泌肾上腺素,以致引起心脏病、高血压、关节炎、偏头痛等病症。

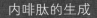

内啡肽的生成	肾上腺素的生成

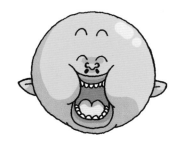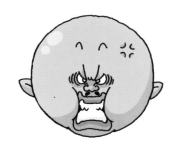

具有增强免疫力、消除疲劳、解除疼痛、提高记忆力等疗效,甚至有助于癌症治疗。	能引起高血压、精神病、关节炎、偏头痛、糖尿病等病症。

为什么会长蛀牙？

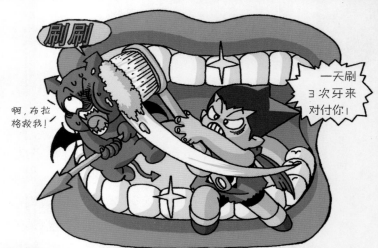

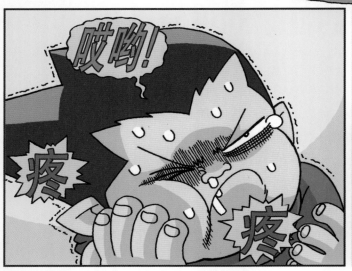

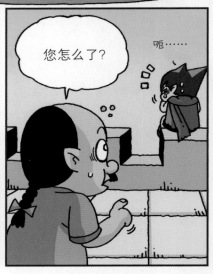

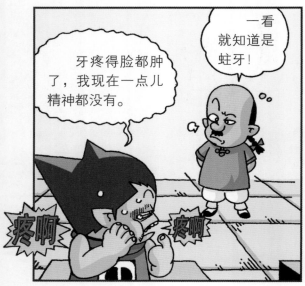

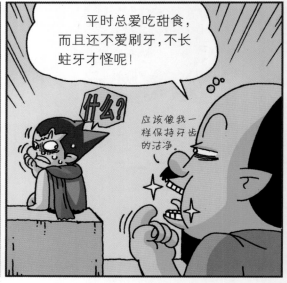

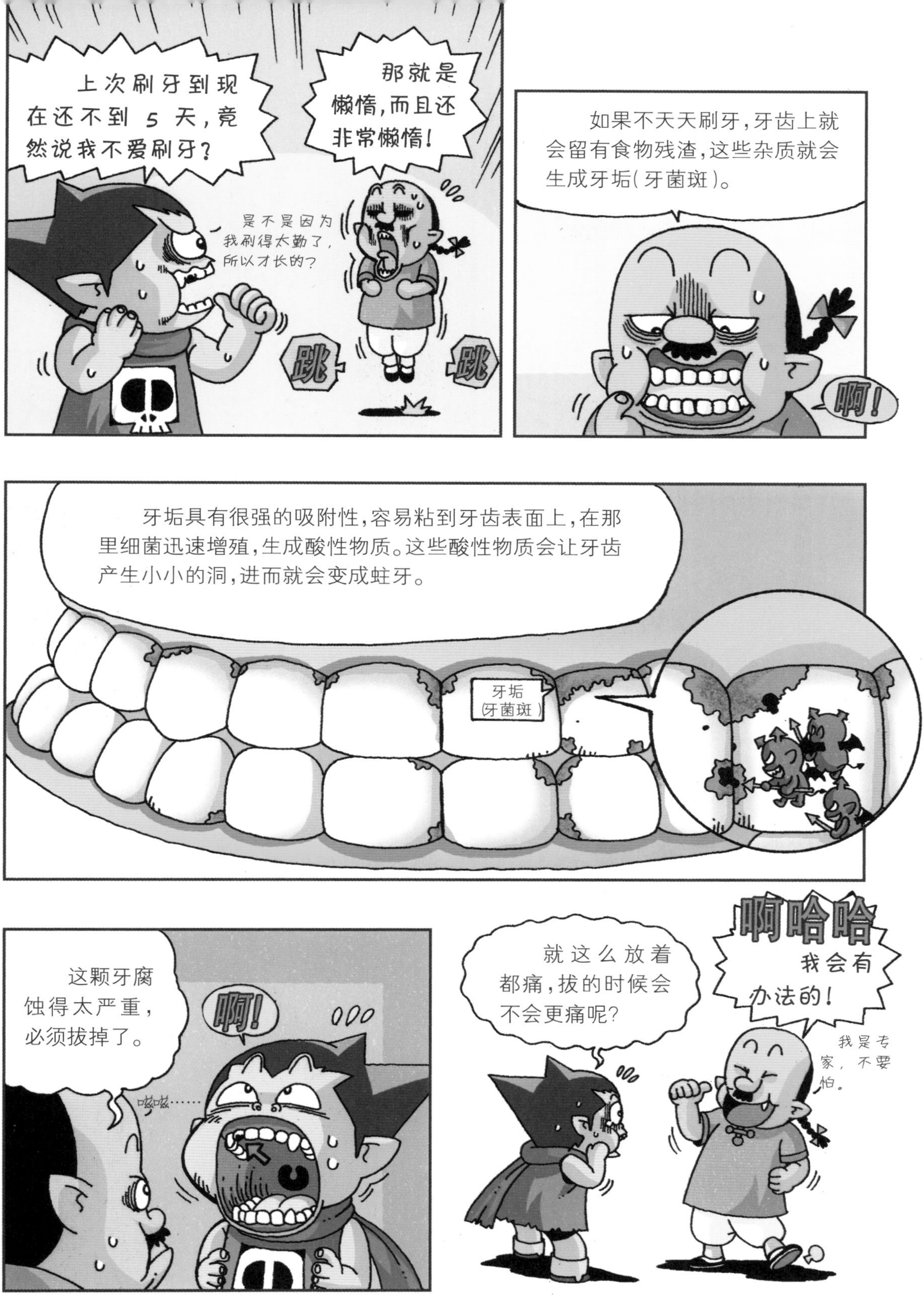
上次刷牙到现在还不到5天，竟然说我不爱刷牙？
那就是懒惰，而且还非常懒惰！
是不是因为我刷得太勤了，所以才长的？
跳
跳
如果不天天刷牙，牙齿上就会留有食物残渣，这些杂质就会生成牙垢（牙菌斑）。
啊！
牙垢具有很强的吸附性，容易粘到牙齿表面上，在那里细菌迅速增殖，生成酸性物质。这些酸性物质会让牙齿产生小小的洞，进而就会变成蛀牙。
牙垢（牙菌斑）
这颗牙腐蚀得太严重，必须拔掉了。
啊！
哆嗦……
就这么放着都痛，拔的时候会不会更痛呢？
啊哈哈
我会有办法的！
我是专家，不要怕。

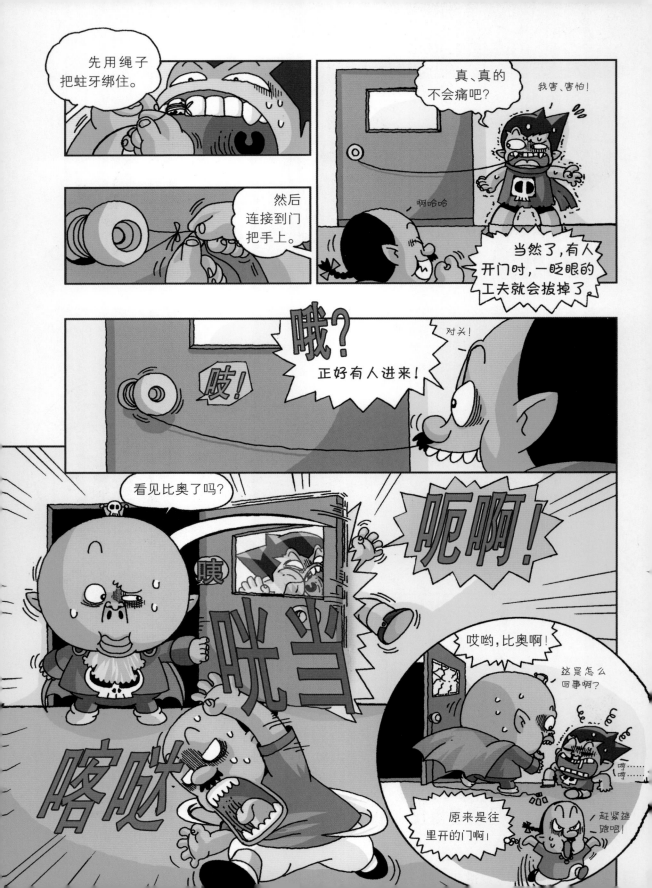

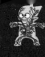

牙齿的结构

　　牙齿是人体中最坚硬的器官,由外到里大致分为牙釉质、牙本质、牙髓3个层次。牙釉质覆盖着牙齿表面,是最坚硬的部分;牙本质被牙釉质所覆盖,是直接保护牙髓的那一层;牙髓里布满血管和神经组织。蛀牙严重时,细菌就会直接攻击牙髓,所以会感到疼痛。

☠蛀牙产生的过程

(1)牙釉质被腐蚀阶段:虽然不疼痛,但是牙齿上生成了牙菌斑。

(2)牙本质遭腐蚀的阶段:牙齿会出现小洞,对冷热敏感。

(3)牙髓(神经组织)损伤阶段:对冷热极其敏感,疼痛加剧。

(4)神经组织发炎化脓阶段:无论冷热,疼痛难忍,严重影响正常生活。

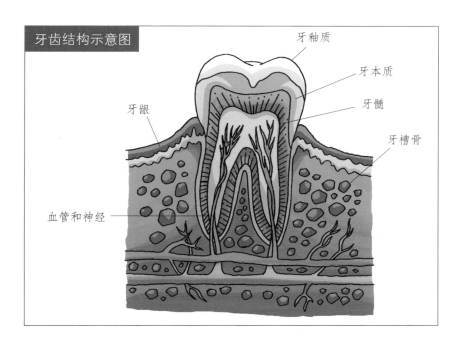

牙齿结构示意图

牙釉质　牙本质　牙髓　牙槽骨　牙龈　血管和神经

血液有哪些功能？

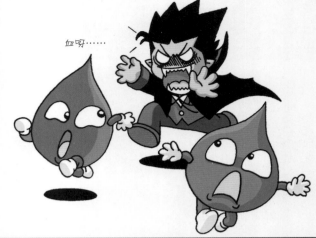

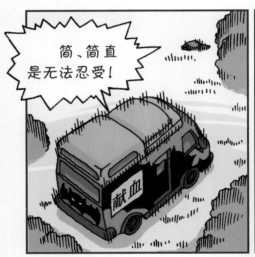

简、简直是无法忍受！

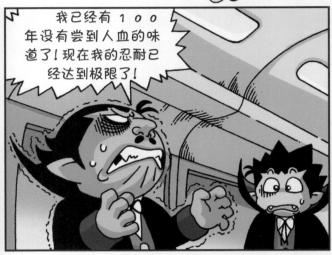

我已经有100年没有尝到人血的味道了！现在我的忍耐已经达到极限了！

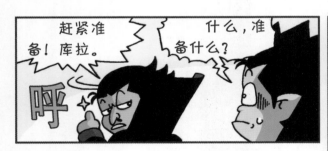

赶紧准备！库拉。

什么，准备什么？

呼

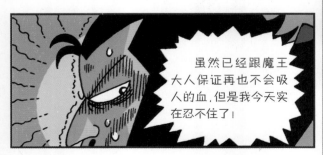

虽然已经跟魔王大人保证再也不会吸人的血，但是我今天实在忍不住了！

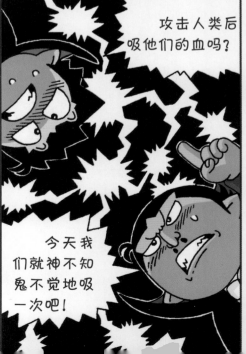

攻击人类后吸他们的血吗？

今天我们就神不知鬼不觉地吸一次吧！

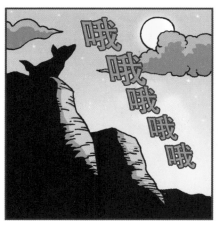

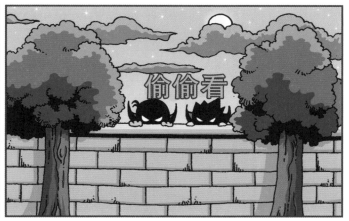

在做大事之前，库拉，你必须知道一件事情。

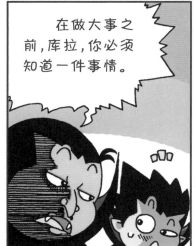

既然我们是吸血鬼，那就应该了解最基本的东西，那就是血液有多重要。

一定要懂吗？

抖 抖 抖

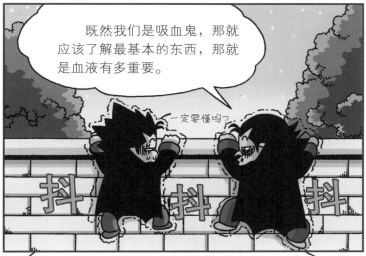

而且能维持体温、消灭病菌……怎么样？我们吸这么宝贵的血液，你不感到骄傲吗？

血在人体的各个部位里循环，来提供营养和氧气。

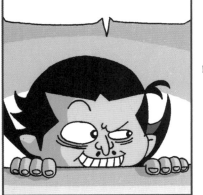

血管

白细胞

红细胞

氧气

白细胞

流到整个身体的血管

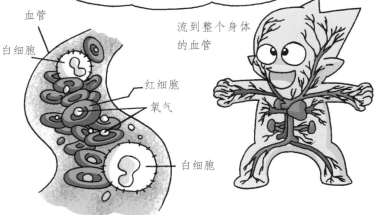

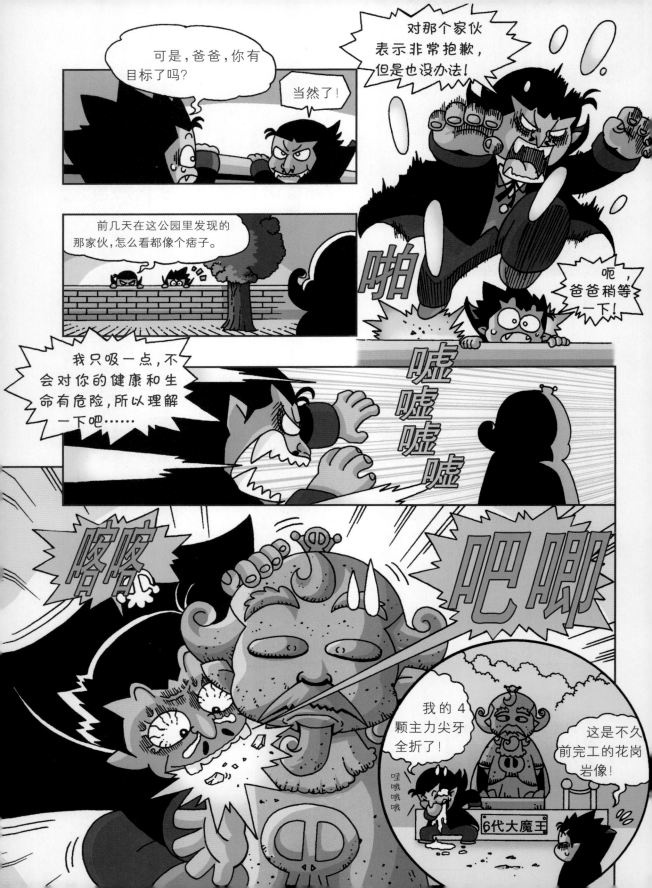

血液的成分

一般来说,成年人的血液量为 4~6 升。血液主要由血浆、红细胞、白细胞和血小板组成。血浆为淡黄色,含 90%~92%的水,红细胞里的水分为 66% ~ 68%。血液中还有许多物质,如葡萄糖、脂质等营养物质,此外,还有一些非蛋白质的含氮化合物,是蛋白质的代谢产物,将随尿液排出。

☠血液的功能

血液的主要功能是在人体内循环,把氧气、营养素和激素运输到全身各处,并把代谢出来的废物运送到排泄器官,排出体外。血液还能保护身体,它能产生一种叫"抗体"的特殊蛋白质。抗体能黏附在微生物上,以便血液中其他细胞包围、吞噬、消灭这些微生物。另外,血液可以调节人体的体温和水分,其中的白细胞具有杀菌作用,血小板具有受伤时凝固血液、防止出血的作用。

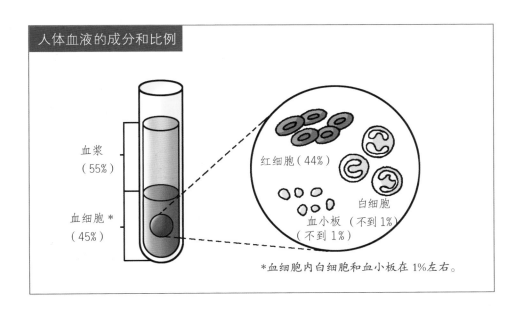

人体血液的成分和比例

血浆（55%）

血细胞*（45%）

红细胞（44%）

白细胞

血小板（不到1%）（不到1%）

*血细胞内白细胞和血小板在1%左右。

白细胞怎样与病菌战斗？

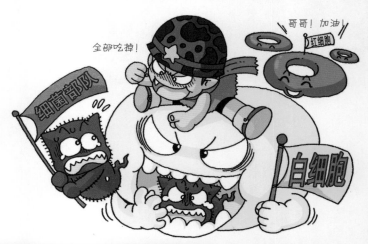

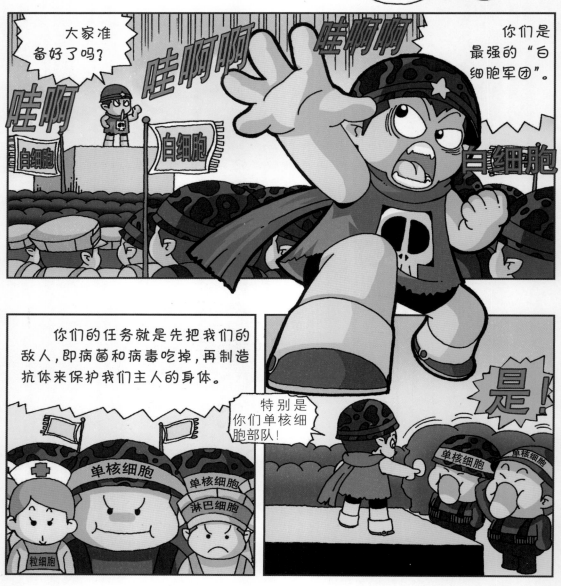

22

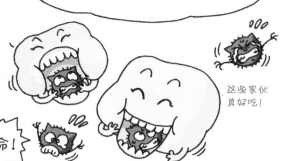

因为你们是巨大的白细胞,所以具有吞噬拥有病菌的细胞和消化残渣的作用。

这些家伙真好吃!

救命!

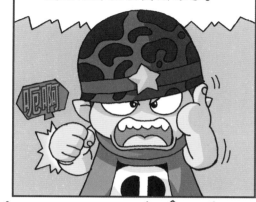

你们只有战胜病菌,才能守卫主人的身体。要是战败那就会变成脓了。

呃啊

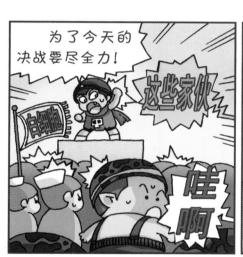

为了今天的决战要尽全力!

这些家伙

白细胞

哇啊

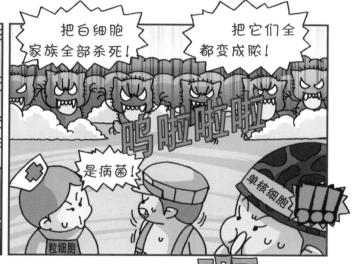

把白细胞家族全部杀死!

把它们全都变成脓!

呜啦啦啦啊

是病菌!

单核细胞

粒细胞

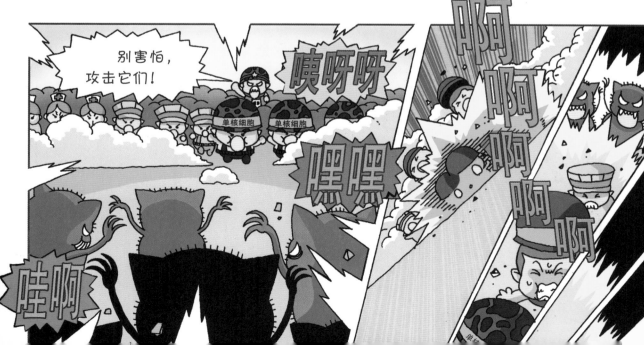

别害怕,攻击它们!

哎呀呀

嘿嘿

单核细胞 单核细胞

哇啊

啊啊 啊啊 啊啊 啊啊

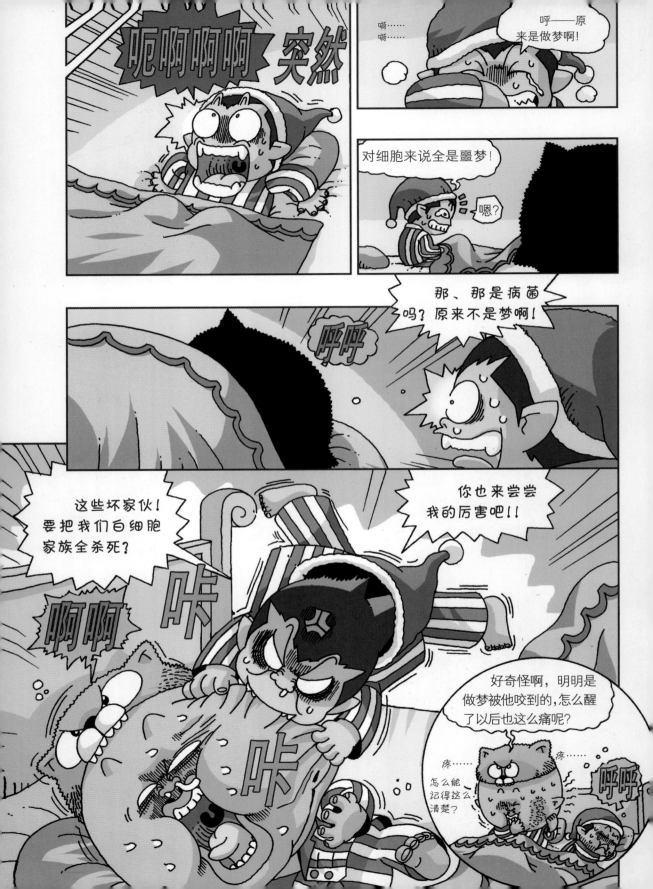

与病菌战斗的白细胞

　　白细胞是血液中数量最少的一类细胞,正常人每立方毫米血液中平均约有6000个。白细胞是机体防御系统中的一个重要组成部分,它通过吞噬和产生抗体等方式来抵御和消灭入侵的病原微生物。

白细胞的种类

☠ **粒细胞**:其中的中性粒细胞具有变形运动和吞噬能力,是机体对抗入侵病菌,特别是消灭急性化脓性细菌的最重要的卫士。

☠ **单核细胞**:它是血液中最大的血细胞,具有明显的变形运动,能吞噬、清除受伤或衰老的细胞及其碎片。

☠ **淋巴细胞**:分为T淋巴细胞和B淋巴细胞。淋巴细胞可以针对入侵的异物等,产生具有特异性的免疫作用,总称为免疫细胞。

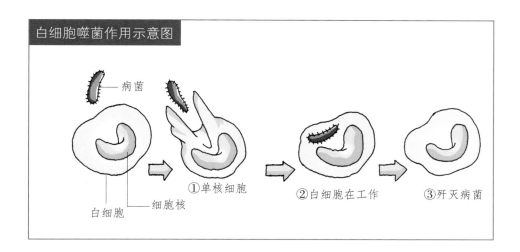

白细胞噬菌作用示意图

病菌　①单核细胞　②白细胞在工作　③歼灭病菌　白细胞　细胞核

怎样使骨骼坚硬?

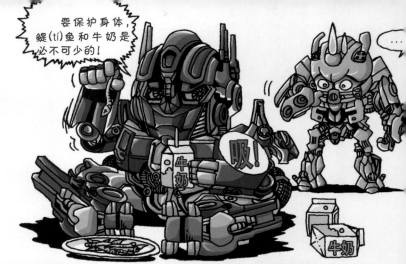

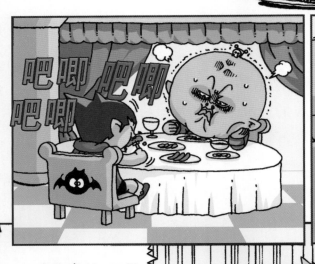

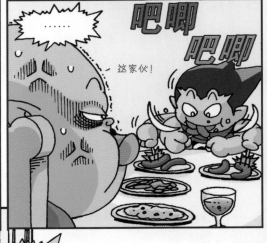

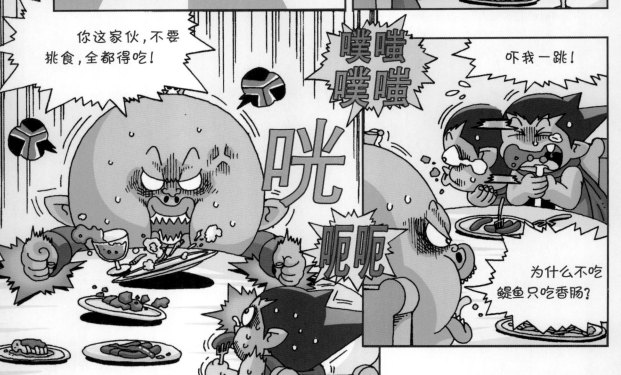

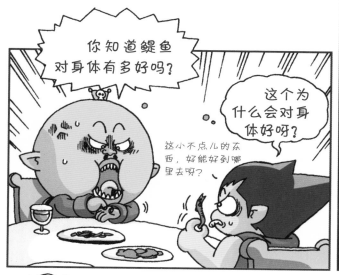

你知道鳀鱼对身体有多好吗?

这个为什么会对身体好呀?

这小不点儿的东西，好能好到哪里去呀?

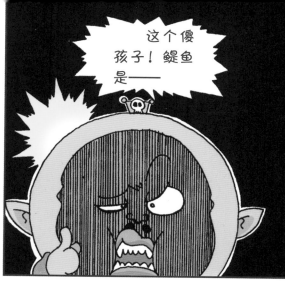

这个傻孩子！鳀鱼是——

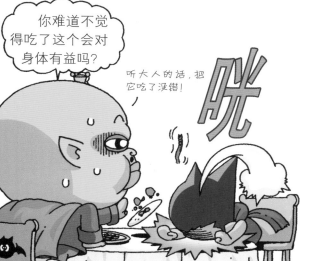

你难道不觉得吃了这个会对身体有益吗?

听大人的话，把它吃了没错！

咣

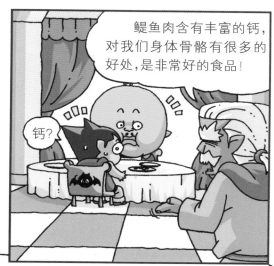

鳀鱼肉含有丰富的钙，对我们身体骨骼有很多的好处,是非常好的食品！

钙?

如果我们体内没有骨骼，那么整个身体就会变得软绵绵的，连一分钟都站不了。要使骨骼坚硬就必须从像牛奶、奶酪、鳀鱼一类食物中吸收丰富的钙质。

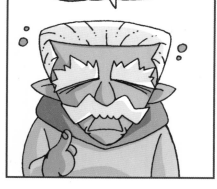

骨骼具有支撑我们身体的作用！

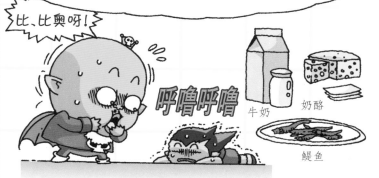

比、比奥呀！

呼噜呼噜

牛奶

奶酪

鳀鱼

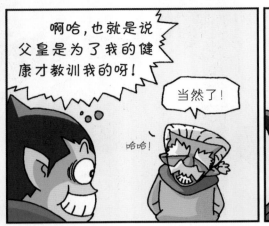

啊哈,也就是说父皇是为了我的健康才教训我的呀!

当然了!

哈哈!

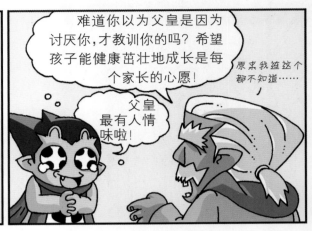

难道你以为父皇是因为讨厌你,才教训你的吗?希望孩子能健康茁壮地成长是每个家长的心愿!

原来我连这个都不知道……

父皇最有人情味啦!

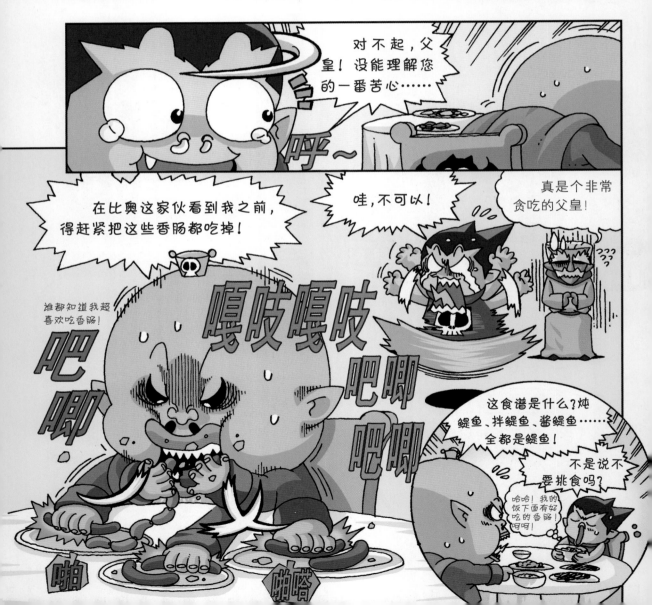

对不起,父皇!没能理解您的一番苦心……

呼~

在比奥这家伙看到我之前,得赶紧把这些香肠都吃掉!

哇,不可以!

真是个非常贪吃的父皇!

谁都知道我超喜欢吃香肠!

嘎吱嘎吱

吧唧

吧唧

吧唧

啪

啪嗒

这食谱是什么?炖鳀鱼、拌鳀鱼、酱鳀鱼……全都是鳀鱼!

不是说不要挑食吗?

哈哈!我的饭下面有好吃的香肠呀呀!

人体骨骼

　　医学书上说,初生婴儿的骨头有305块,在成长的过程中有许多骨头合并在了一起,到成人时就只剩下206块了。骨骼占人体体重的20%左右,主要功能是运动、支撑和保护身体,制造红细胞和白细胞等。

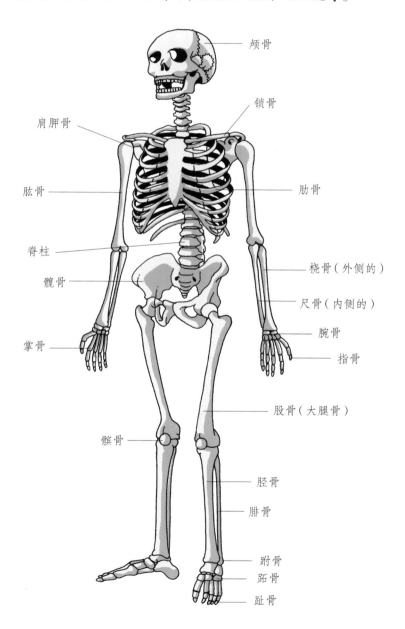

颅骨

锁骨

肩胛骨

肱骨

肋骨

脊柱

桡骨(外侧的)

髋骨

尺骨(内侧的)

腕骨

掌骨

指骨

股骨(大腿骨)

髌骨

胫骨

腓骨

跗骨

距骨

趾骨

血液为什么是红色的?

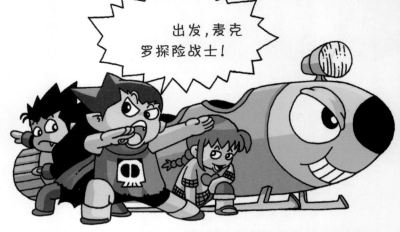

出发,麦克罗探险战士!

我们的目标是在人体内自由地旅行,在人体内探险!

哎!

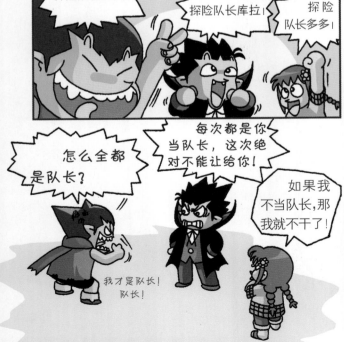

探险队长比奥!

探险队长库拉!

探险队长多多!

怎么全都是队长?

每次都是你当队长,这次绝对不能让给你!

如果我不当队长,那我就不干了!

我才是队长!队长!

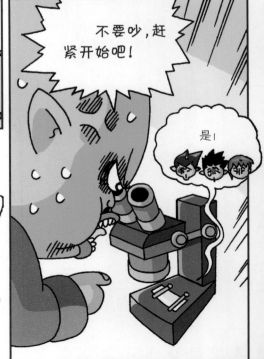

不要吵,赶紧开始吧!

是!

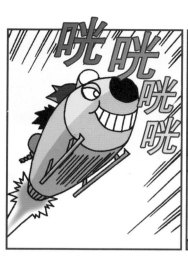

哐哐哐哐

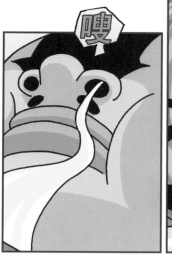

嗖

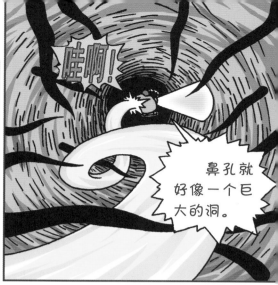

哇啊!

鼻孔就好像一个巨大的洞。

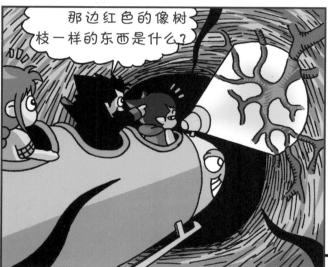

那边红色的像树枝一样的东西是什么?

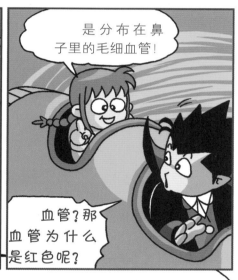

是分布在鼻子里的毛细血管!

血管?那血管为什么是红色呢?

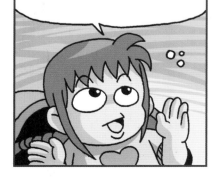

血液呈红色是因为血液里的血红蛋白。

血红蛋白里的铁离子和氧气结合就会呈红色。大量的铁离子和氧气结合的动脉血呈鲜红色,而静脉血呈暗红色。

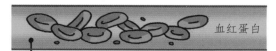

血红蛋白

静脉血(含有少量的氧) ➡ 心脏

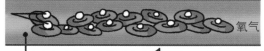

氧气

动脉血(含有大量的氧) ⬅ 心脏

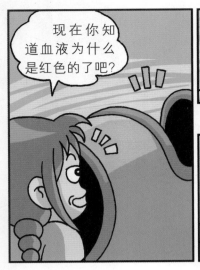

现在你知道血液为什么是红色的了吧？

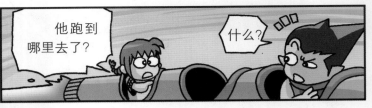

他跑到哪里去了？

什么？

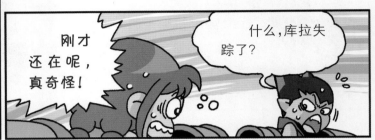

刚才还在呢，真奇怪！

什么，库拉失踪了？

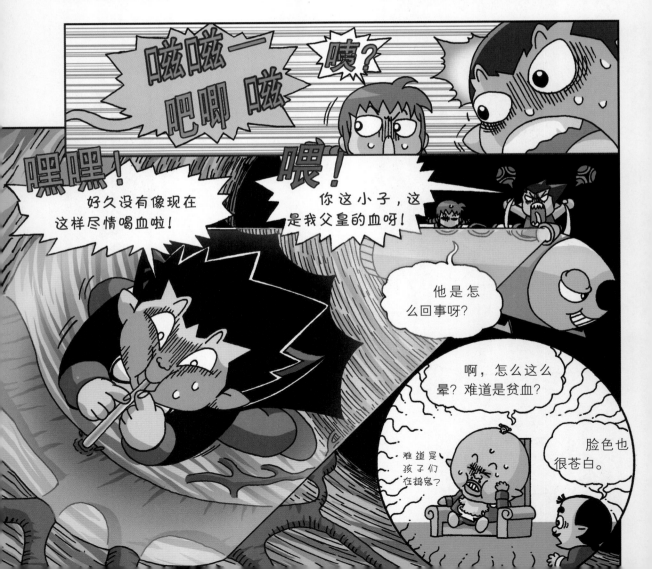

嗞嗞一吧唧 嗞

咦？

嘿嘿！
好久没有像现在这样尽情喝血啦！

喂！
你这小子，这是我父皇的血呀！

他是怎么回事呀？

啊，怎么这么晕？难道是贫血？

难道是孩子们在捣鬼？

脸色也很苍白。

运输氧气的红细胞

红细胞对体内氧气和二氧化碳的交换以及在血液中的运输起着重要作用。红细胞在肺里吸收氧气,再输送到其他器官。每立方毫米血液里就含有大约 500 万个红细胞, 成人的红细胞一般在骨髓里生成,其寿命大概有 4 个月。

什么是贫血

贫血是指血液里的红细胞数量减少的现象。如果体内红细胞数量减少的话,那么现有的每个红细胞输送氧气的工作量就会增加。为了抢用不足的红细胞,血液流速就会发生变化,因而产生眩晕、耳鸣、头痛等异常现象。

静脉血管为什么会呈青色

静脉是心血管系统中引导、输送血液返回心脏的管道。我们能够看到的都是离皮肤较近的血管,这些血管都是静脉。静脉血液中含氧量很低,因此呈暗红色,而人们肉眼观察时是经过皮肤以及血管壁的,所以看到的血管呈青色。

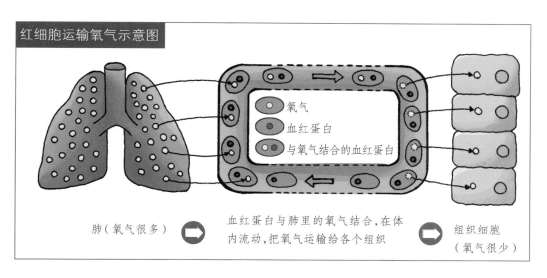

红细胞运输氧气示意图

氧气
血红蛋白
与氧气结合的血红蛋白

肺(氧气很多) ➡ 血红蛋白与肺里的氧气结合,在体内流动,把氧气运输给各个组织 ➡ 组织细胞(氧气很少)

人脑同时能指挥人做几件事情吗？

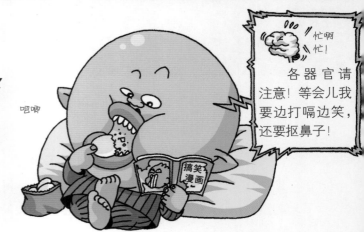

吧唧

忙啊忙！

各器官请注意！等会儿我要边打嗝边笑，还要抠鼻子！

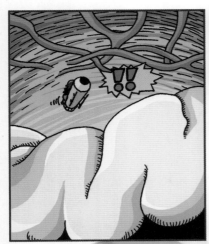

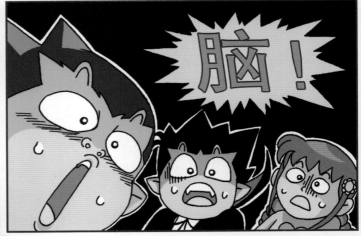

脑！

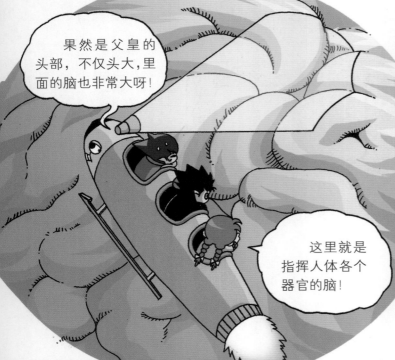

果然是父皇的头部，不仅头大，里面的脑也非常大呀！

这里就是指挥人体各个器官的脑！

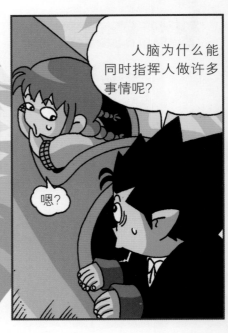

人脑为什么能同时指挥人做许多事情呢？

嗯？

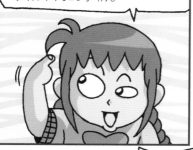

脑大致分为大脑、脑干、小脑。其中构成大脑外层的大脑皮层按照部位的不同可以做不同的事情。

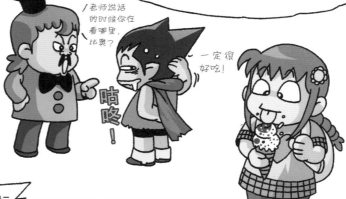

大脑皮层的各个部位互相联络、协助,所以人同时能做许多事情。

老师说话的时候你在看哪里,比奥?

咕咚!

一定很好吃!

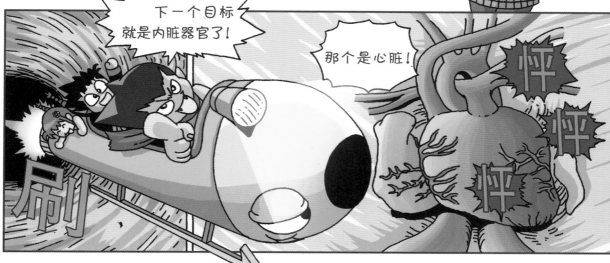

下一个目标就是内脏器官了!

那个是心脏!

怦

怦

怦

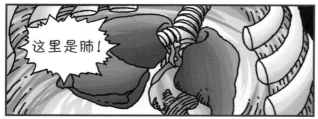

这里是肺!

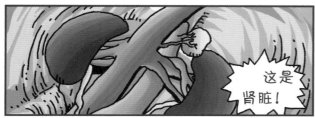

这是肾脏!

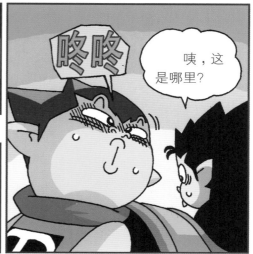

咚咚

咦,这是哪里?

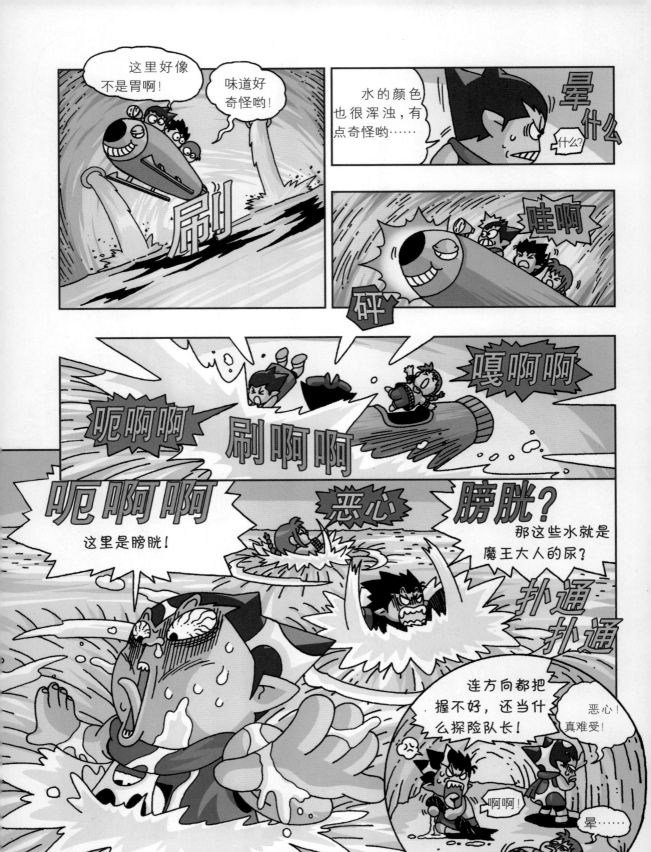

可同时指挥人做几样事情的大脑

　　大脑由左右两半球组成，是控制运动、产生感觉及实现高级脑功能的神经中枢，又称端脑。广义的大脑指小脑幕以上的全部脑结构，包括端脑、间脑和部分中脑。神经系统的主要功能是接受和处理体内外各种感觉信息，调节和影响躯体和内脏的运动，维持机体内环境的相对稳定，发动和控制各种行为，管理学习、记忆、情绪、思维及语言等高级功能。在神经系统的直接或间接的控制、调节下，机体各器官系统才能相互联系，相互协调，完成统一的生理过程。

☠大脑皮层

　　覆盖在大脑半球表面的一层灰质称为大脑皮层，是神经元胞体集中的地方，这些神经元在皮层中的分布具有严格的层次；皮层的深面为白质。大脑皮层的部位不同，其功能也不一样。有些部位控制味觉和嗅觉，有些部位控制听觉、视觉、语言和记忆等。我们可以一边走路一边说话，同时还可以做别的事情，是因为大脑皮层的各个部位密切联系、相互协调。人的大脑皮层非常发达，这也是人脑和动物脑的主要区别。

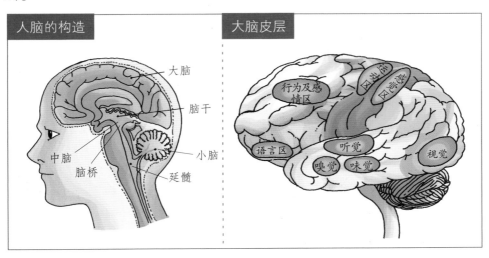

人脑的构造　　大脑皮层

人为什么会流口水？

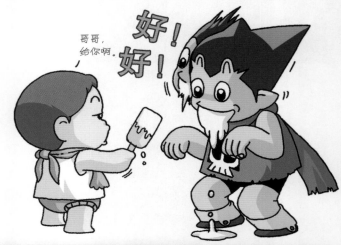

哥哥，给你啊。

好！好！

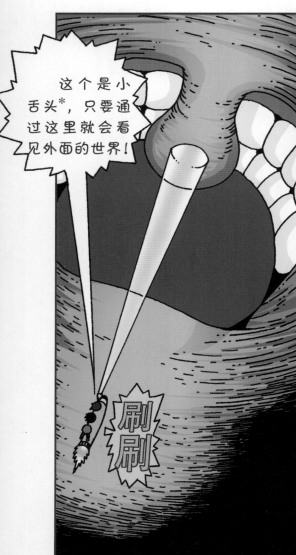

这个是小舌头*，只要通过这里就会看见外面的世界！

刷刷

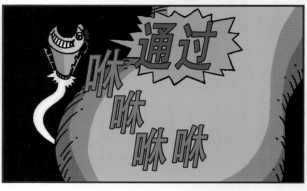

通过

咻咻咻咻咻

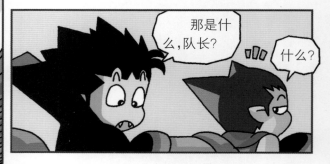

那是什么，队长？

什么？

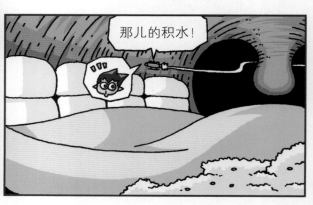

那儿的积水！

*小舌头：即悬雍垂，是口腔内帮助吞咽食物和说话的器官。

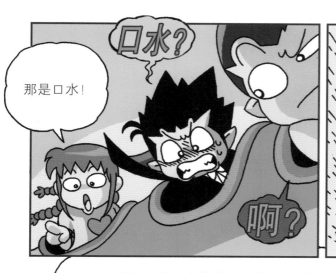

那是口水!

口水?

啊?

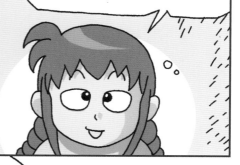

嘴里只要有食物,就会条件反射地分泌唾液!

看见好吃的食物或闻到好闻的味道或者听到有关食物的话题时,都会条件反射,不自觉地流口水。口水从 3 条分泌腺中分泌出来,成人一天能分泌 1~1.5 升。

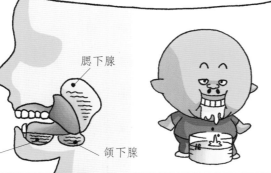

腮下腺

舌下腺

颌下腺

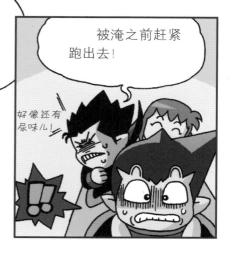

被淹之前赶紧跑出去!

好像还有尿味儿!

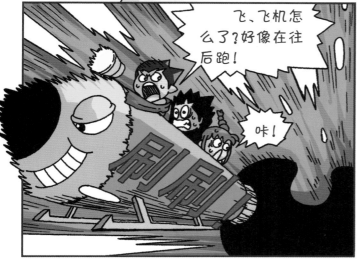

飞、飞机怎么了?好像在往后跑!

刷刷

咔!

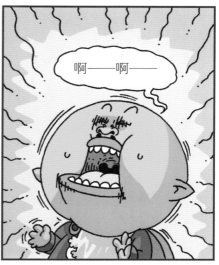

啊——啊——

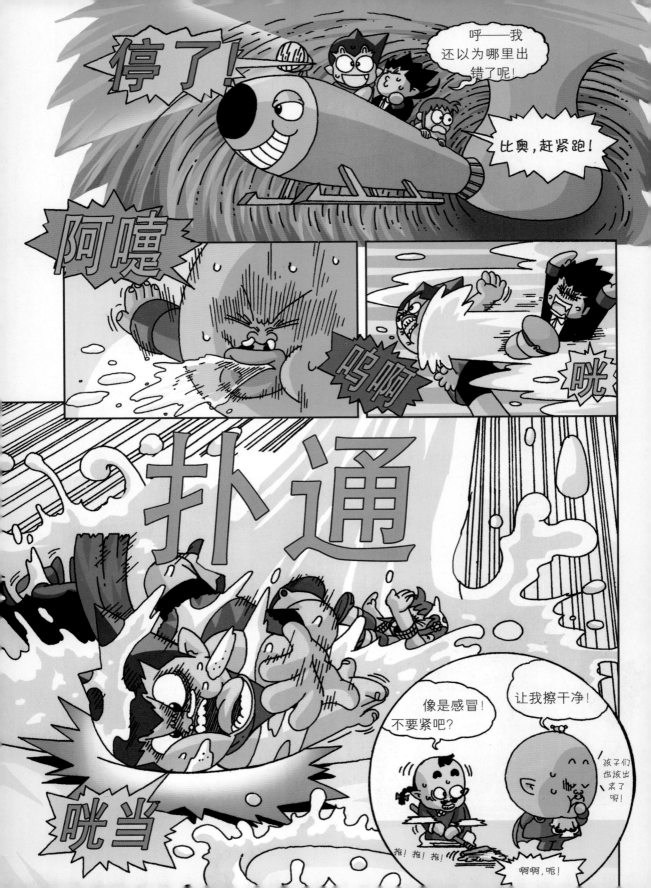

唾液的作用

唾液里含有消化食物的酶和具有润滑作用的黏液,它们有利于咀嚼、吞咽、消化食物。微黏的唾液的 99% 为水分,能够使口腔保持湿润、清洁口腔、杀灭细菌。唾液中的淀粉酶能够分解淀粉,使大米中的淀粉变成有甜味的麦芽糖,具有促进消化的作用。

☠分泌唾液的唾液腺

口腔内有大、小两种唾液腺。小唾液腺散布于口腔黏膜内,大唾液腺包括腮下腺、颌下腺和舌下腺 3 对,唾液由它们来分泌。食物不同,分泌唾液的部位也不同,分泌量也不同。腮下腺分泌浑浊的唾液,其他唾液腺里分泌带有黏液的唾液;水分多的食物进入口中,腮下腺就分泌唾液,没有水分的食物进入口中,颌下腺就分泌出唾液。

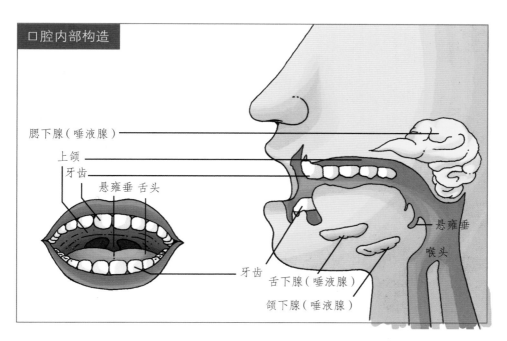

口腔内部构造

腮下腺(唾液腺)
上颌
牙齿
悬雍垂 舌头
牙齿
舌下腺(唾液腺)
颌下腺(唾液腺)
悬雍垂
喉头

鼻子怎样分辨味道?

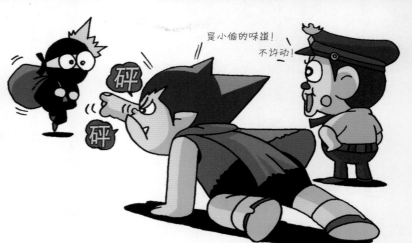

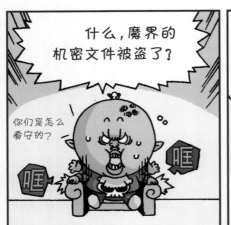

什么,魔界的机密文件被盗了?

你们是怎么看守的?

呕

呕

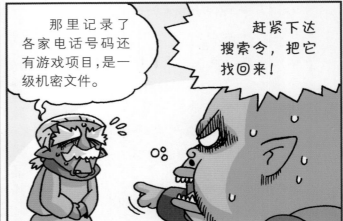

那里记录了各家电话号码还有游戏项目,是一级机密文件。

赶紧下达搜索令,把它找回来!

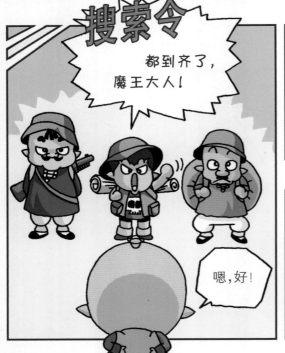

搜索令

都到齐了,魔王大人!

嗯,好!

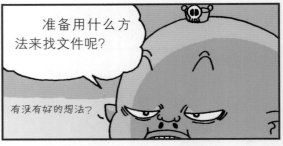

准备用什么方法来找文件呢?

有没有好的想法?

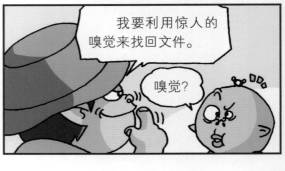

我要利用惊人的嗅觉来找回文件。

嗅觉?

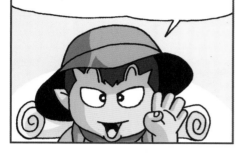

人具有 500 万 ~600 万个嗅觉细胞,能分辨出 4000 多种气味。

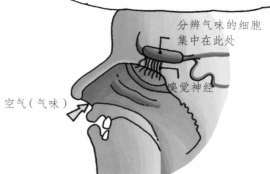

有些敏感的人甚至能分辨出 10000 多种气味,但嗅觉细胞很容易疲劳,因此闻的时间较长的话,就难以分辨气味了。

分辨气味的细胞集中在此处

嗅觉神经

空气(气味)

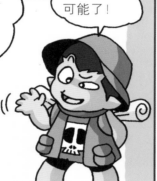

人的嗅觉是很灵敏,但是仅仅用嗅觉来抓犯人似乎有点不大现实啊!

当然不可能了!

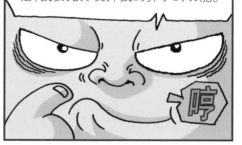

所以我又求了一张符,让它往我的鼻子里移植了狗的嗅觉细胞,现在我的嗅觉可以达到原来的 100 倍,我要充分发挥我的鼻子的功能。

哼

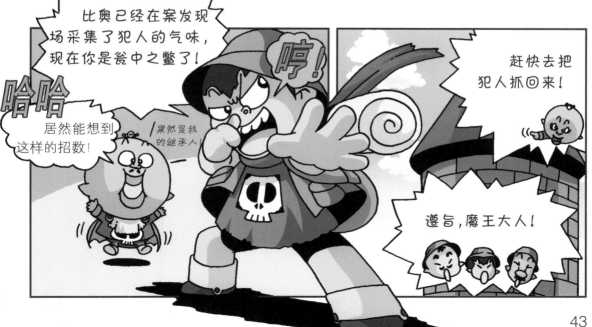

比奥已经在案发现场采集了犯人的气味,现在你是瓮中之鳖了!

哼!

哈哈

居然能想到这样的招数!

果然是我的继承人

赶快去把犯人抓回来!

遵旨,魔王大人!

43

在那下边有股浓浓的味道!

真的吗,王子?

找到啦!

哼! 哼!

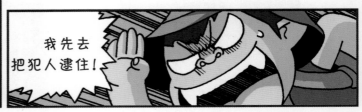

我先去把犯人逮住!

狗的嗅觉确实非常灵敏……

哇

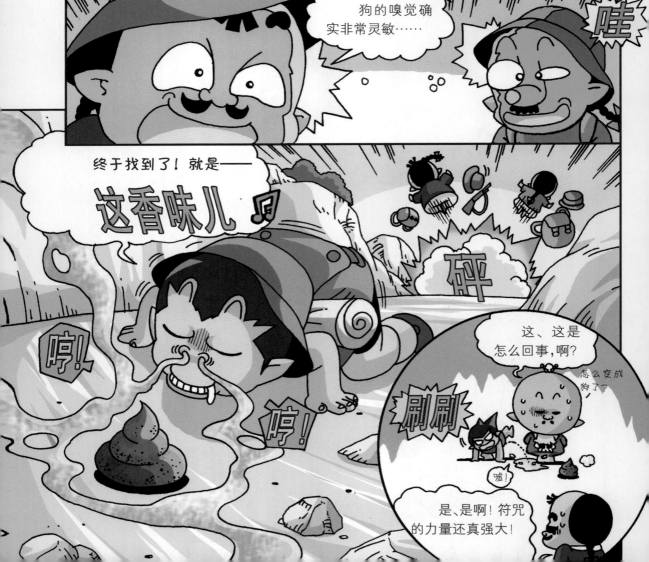

终于找到了! 就是——

这香味儿♪

哼!

哼!

碎

刷刷

这、这是怎么回事,啊?

怎么变成狗了?

噓!

是、是啊! 符咒的力量还真强大!

鼻子的功能

鼻子作为呼吸的通道，首先是呼吸器官，此外它还是辨别气味的嗅觉器官。通过鼻腔粘膜可调节湿度，还能将吸入的冷空气的温度提高到人体正常体温的温度。鼻毛和鼻子里的黏液会阻止灰尘和细菌的侵入，声带会通过鼻腔振动来改变音调。左右鼻孔每隔三四个小时会交替工作，也就是说，一个鼻孔在闻气味或喘气的时候，另一个鼻孔则会进入休息状态。

☠怎样分辨气味

人的两个鼻孔上方有大约 500 万个嗅觉细胞，可以分辨 4000 多种气味。气味是物体散发的非常小的颗粒，飘在空气中，进入鼻孔在鼻腔黏膜里溶解，嗅觉细胞通过嗅觉神经传达到大脑的相关部位，人就分辨出不同的气味。

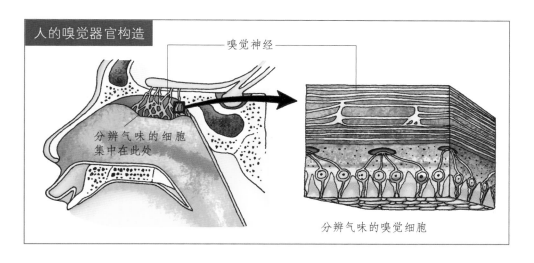

人的嗅觉器官构造

嗅觉神经

分辨气味的细胞集中在此处

分辨气味的嗅觉细胞

人为什么会发胖？

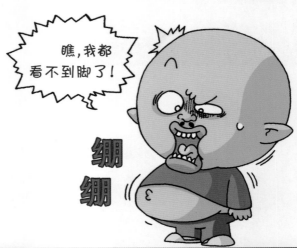

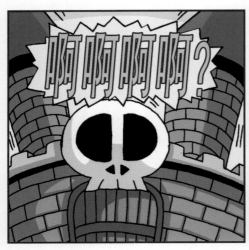

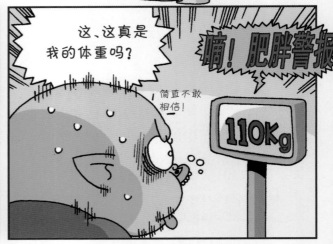

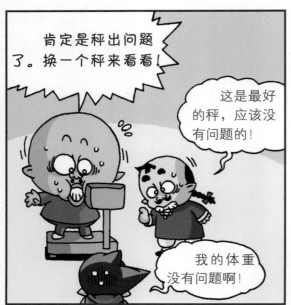

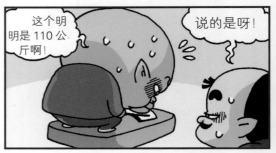

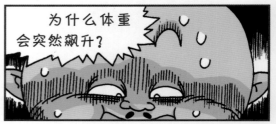

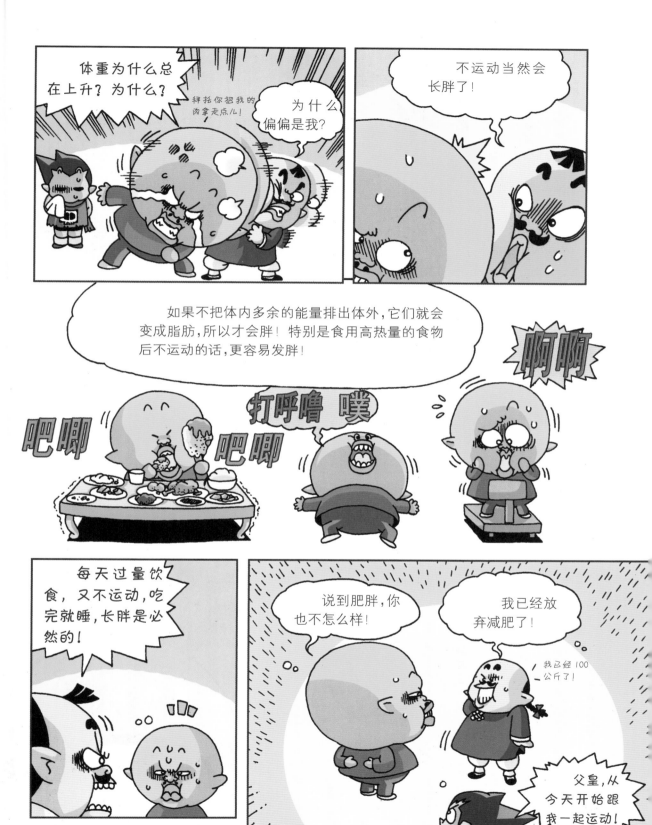

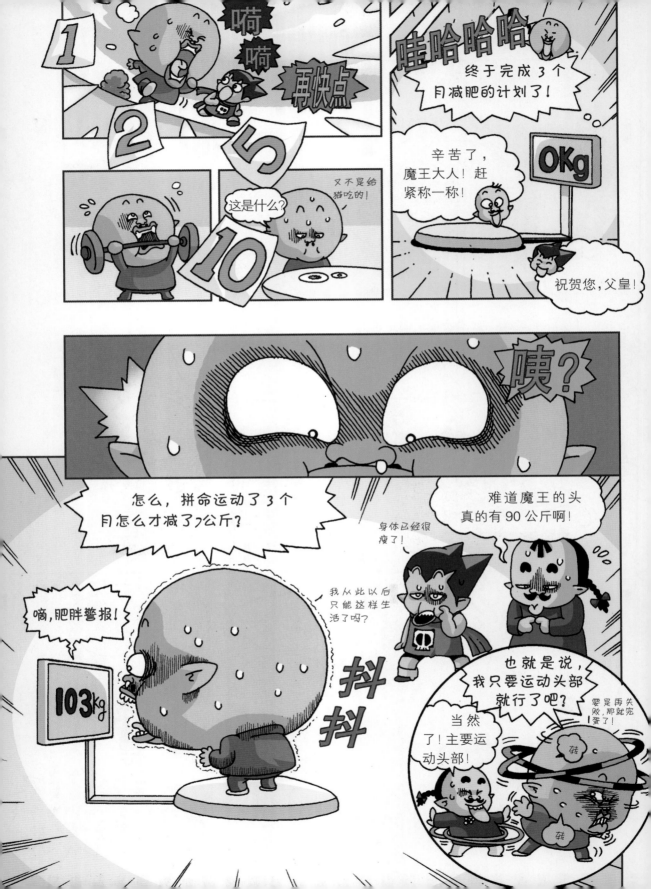

可怕的现代病——肥胖症

　　肥胖症是指因过量的脂肪储存使体重超过正常值20%以上的营养过剩性疾病,分单纯性和继发性两类。单纯性肥胖是指无明显内分泌代谢疾病,继发性肥胖主要为神经内分泌疾病所致。肥胖与健康的关系极为密切,人的寿命与体重有关。据大量的追踪调查,最长寿命者是比标准体重10%~20%的人。肥胖主要是由于过量饮食而吸取过多的热量,除此之外还有内分泌紊乱、遗传因素等原因。因为肥胖能引起糖尿病、高血压、心肌梗塞、心绞痛、脂肪肝等疾病,所以是现代人最应该注意预防的一种疾病。

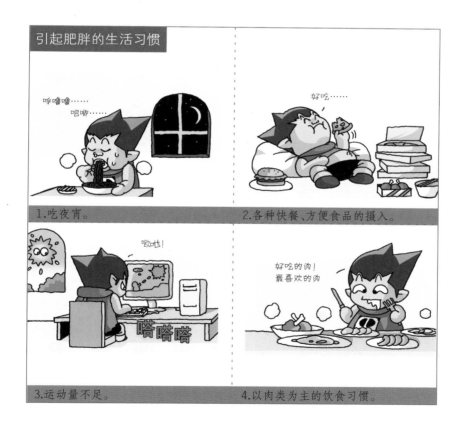

人体是怎样活动的？

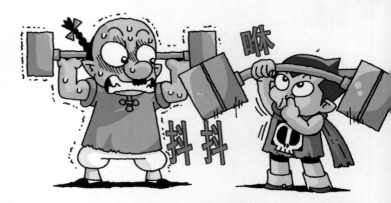

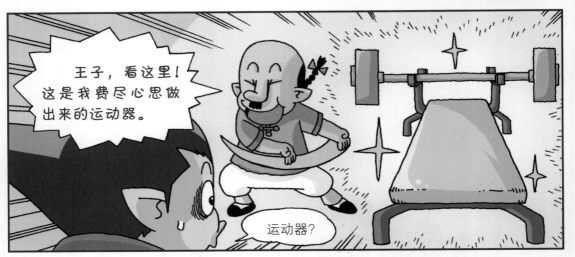

王子，看这里！这是我费尽心思做出来的运动器。

运动器？

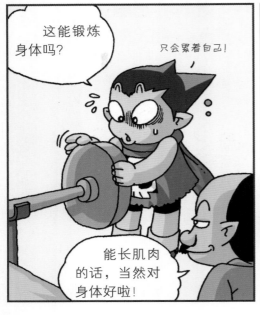

这能锻炼身体吗？

只会累着自己！

能长肌肉的话，当然对身体好啦！

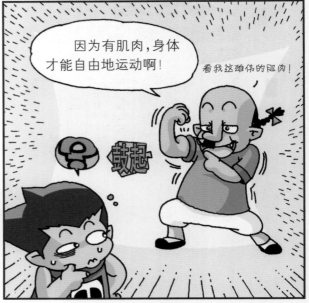

因为有肌肉，身体才能自由地运动啊！

看我这雄伟的肌肉！

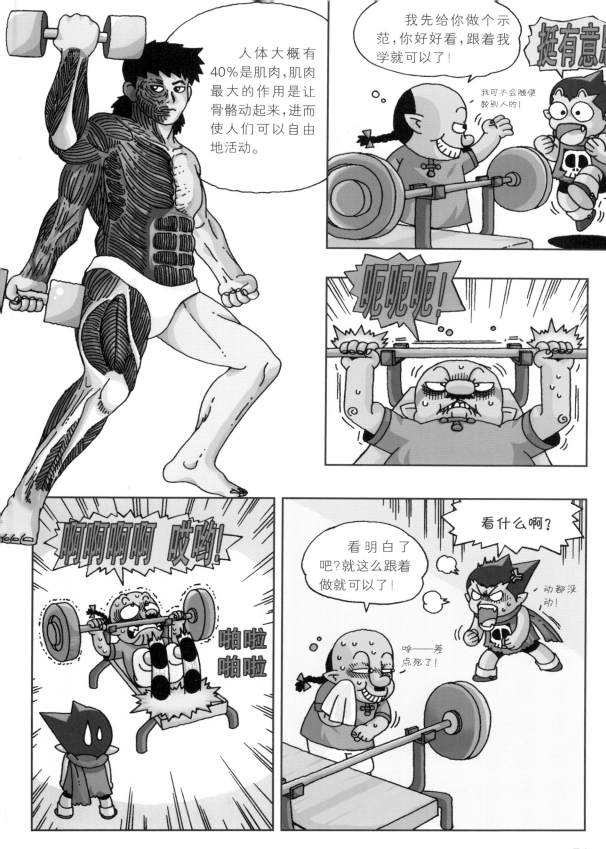

人体大概有40%是肌肉,肌肉最大的作用是让骨骼动起来,进而使人们可以自由地活动。

我先给你做个示范,你好好看,跟着我学就可以了!

挺有意思!

我可不会随便教别人的!

呃呃呃!

啊啊啊啊 哎哟!

啪啦啪啦

看明白了吧?就这么跟着做就可以了!

看什么啊?

动都没动!

呼——差点死了!

51

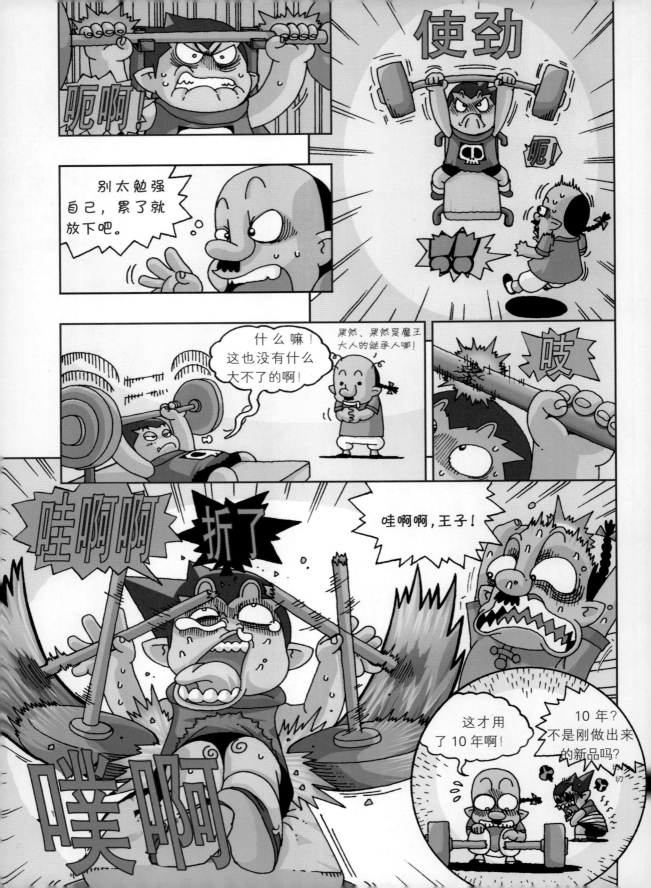

肌肉与运动

我们在运动的时候，大脑、神经、肌肉、骨骼也在活动。其中，我们身体内约 600 多块肌肉可以使我们做所有的动作。人们做出笑这个表情，就会有脸部肌肉、脖子肌肉、呼吸肌肉、腹部肌肉等 30 多块肌肉参与活动。人跨出一步，会有 200 多块肌肉同时被使用。肌肉可分为随意肌和不随意肌。能够使我们运动的骨骼肌就属于随意肌，占肌肉组织的绝大部分。骨骼肌有明显横纹，肌细胞内有许多沿细胞长轴平行排列的细丝状肌原纤维。经常运动的人的骨骼肌就比较发达。

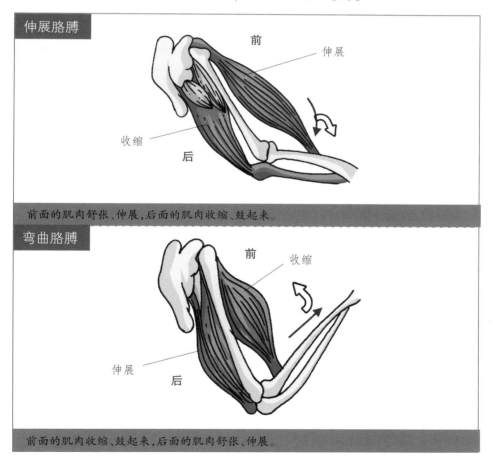

伸展胳膊

前 伸展 收缩 后

前面的肌肉舒张、伸展，后面的肌肉收缩、鼓起来。

弯曲胳膊

前 收缩 伸展 后

前面的肌肉收缩、鼓起来，后面的肌肉舒张、伸展。

大便是怎样形成的？

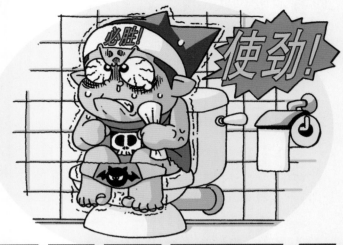

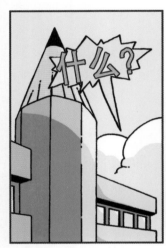

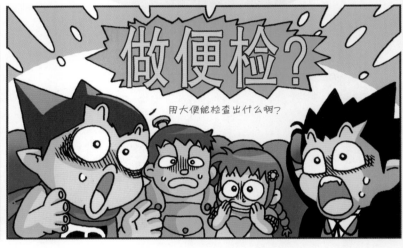

最近魔界正流行肠道寄生虫病，所以你们必须全部接受检查。

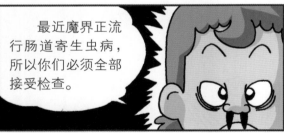

以前我们做过用大便来检查体内是否有寄生虫，希望你们都能够配合。

……

大便后取适量的大便，放进这个盒子里带过来就可以了，简单吧？

我便秘郁闷！

这样做太不卫生！

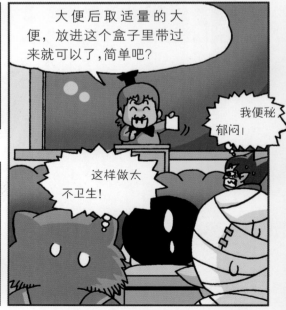

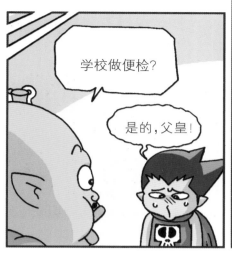

学校做便检?

是的,父皇!

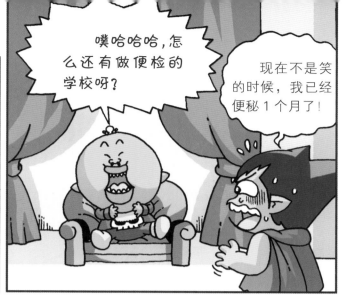

噗哈哈哈,怎么还有做便检的学校呀?

现在不是笑的时候,我已经便秘1个月了!

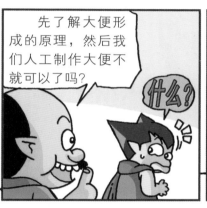

先了解大便形成的原理,然后我们人工制作大便不就可以了吗?

什么?

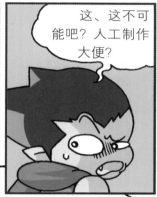

这、这不可能吧?人工制作大便?

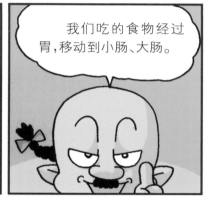

我们吃的食物经过胃,移动到小肠、大肠。

小肠吸收食物的营养,剩下的残渣都送往大肠。大肠只吸收其中的水分和盐类,余下的就会形成大便。

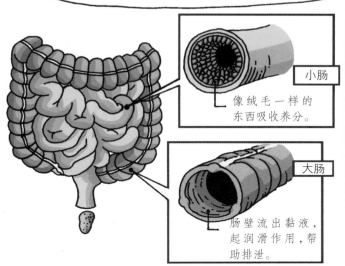

小肠

像绒毛一样的东西吸收养分。

大肠

肠壁流出黏液,起润滑作用,帮助排泄。

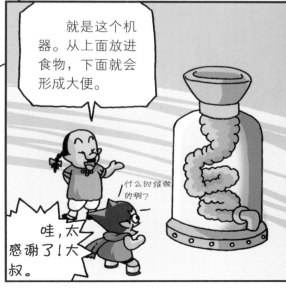

就是这个机器。从上面放进食物,下面就会形成大便。

什么时候做好的啊?

哇,太感谢了!大叔。

55

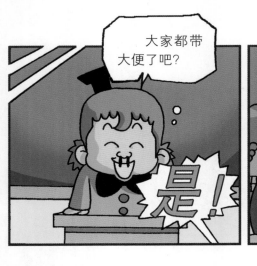

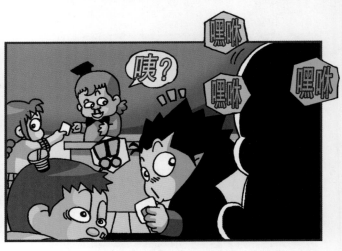

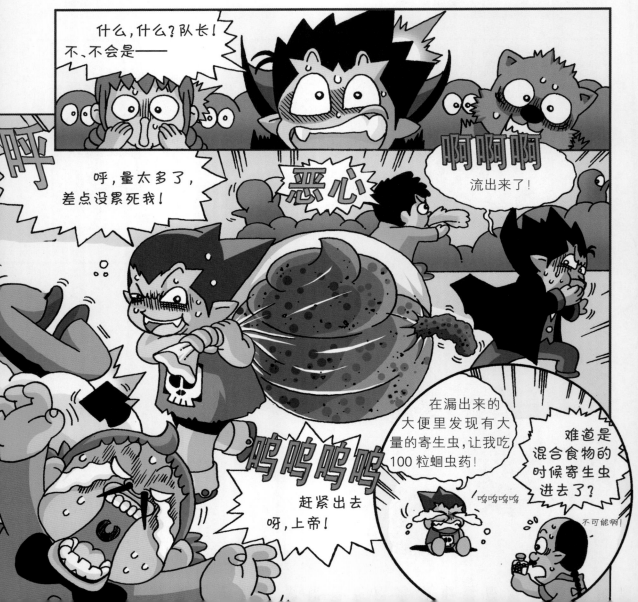

人的消化过程

食物进入口中,牙齿将食物嚼碎,唾液腺不断分泌唾液,与食物充分混合,这时唾液会起简单的消化作用。食物经过食道进入胃里,胃壁的肌肉在胃液的帮助下把食物磨成糊状。半消化的糊状食物进入小肠,在这里进一步分解,成为能被吸收的蛋白质、脂肪、碳水化合物等营养素;不能被小肠进一步分解和吸收的残渣进入大肠,大肠从中吸收水分和盐类后形成粪便,通过肛门排出体外。

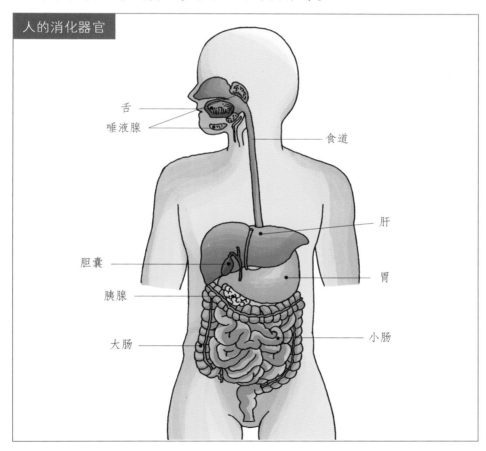

人的消化器官

舌
唾液腺
食道
肝
胆囊
胃
胰腺
小肠
大肠

人什么时候停止长高？

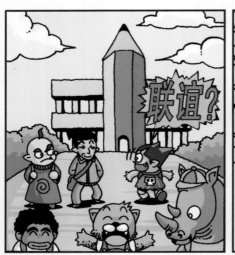

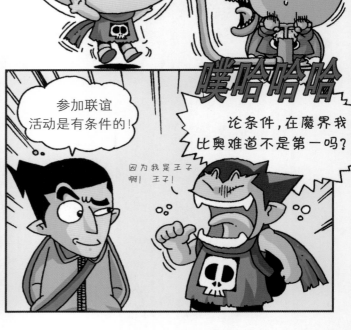

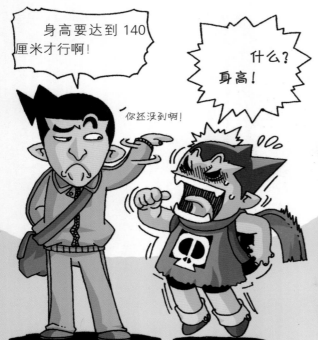

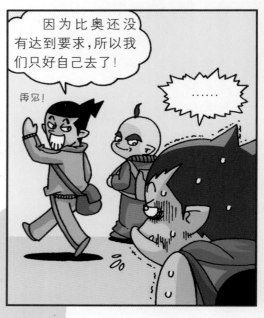

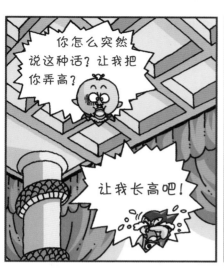

你怎么突然说这种话？让我把你弄高？

让我长高吧！

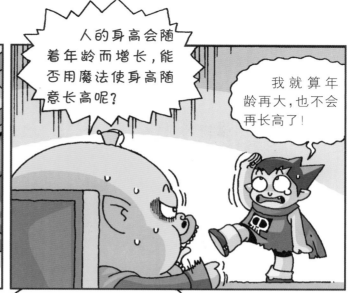

人的身高会随着年龄而增长，能否用魔法使身高随意长高呢？

我就算年龄再大，也不会再长高了！

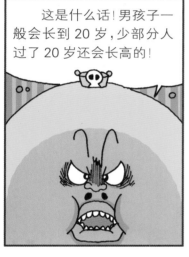

这是什么话！男孩子一般会长到20岁，少部分人过了20岁还会长高的！

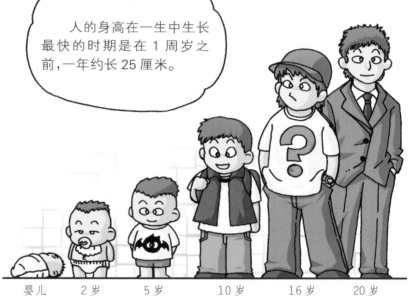

人的身高在一生中生长最快的时期是在1周岁之前，一年约长25厘米。

婴儿　　2岁　　5岁　　10岁　　16岁　　20岁

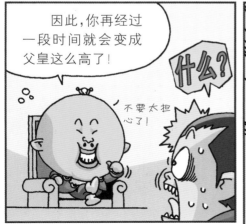

因此，你再经过一段时间就会变成父皇这么高了！

什么？

不要太担心了！

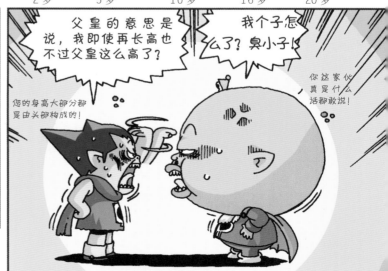

父皇的意思是说，我即使再长高也不过父皇这么高了？

我个子怎么了？臭小子！

您的身高大部分都是由头部构成的！

你这家伙真是什么话都敢说！

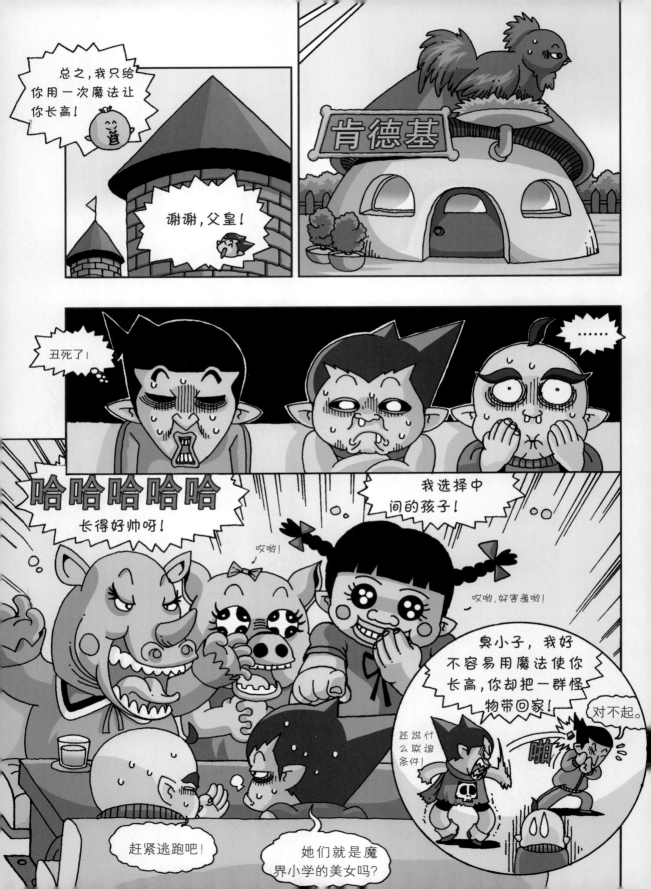

身高增长的规律

人长高意味着骨骼在成长,与骨骼相连的肌肉等也在成长。婴儿时期的骨骼里钙含量非常少,因此比较柔软,也称为软骨。随着身体不断长大,其骨骼也会变硬。但耳朵和鼻子的骨骼有些例外,虽然也在长,却仍是软骨的形态。每个人身高增长的速度有所不同,但一般情况在 1 岁前的快速生长期,身高会增长 20~25 厘米,青春期前平均每年增长 5~8 厘米;男性在 20~24 岁、女性在 19~23 岁,四肢长骨和脊椎骨都已完成骨化,身高就停止增长了。

影响身高的因素

以前人们认为,个子矮是遗传因素造成的,但经过研究发现,遗传因素只占 20%,相反,睡眠、营养、健康、运动等因素对身高有更多的影响,也就是说后天因素是相当重要的。

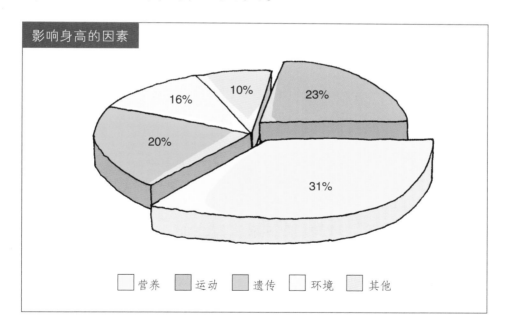

影响身高的因素

23%

10%

16%

20%

31%

营养　运动　遗传　环境　其他

为什么会抽筋？

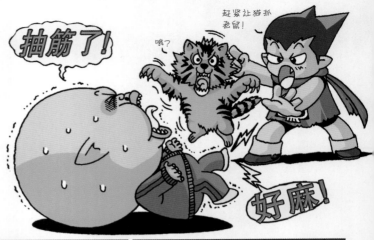

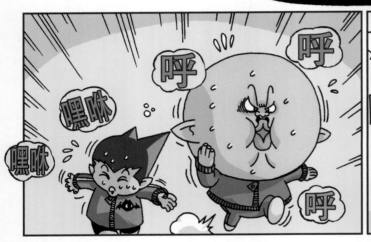

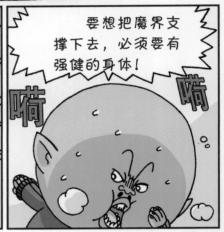

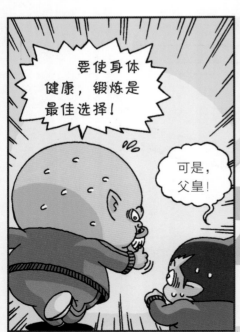

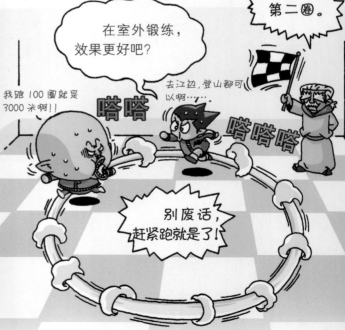

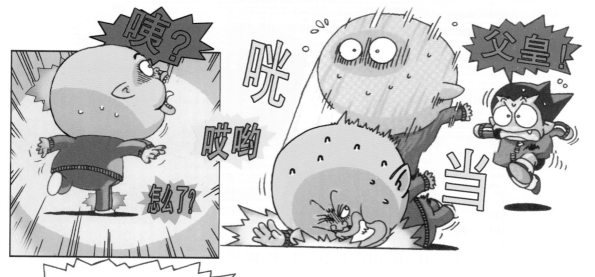

咦？

咣

哎哟

怎么了？

父皇！

当

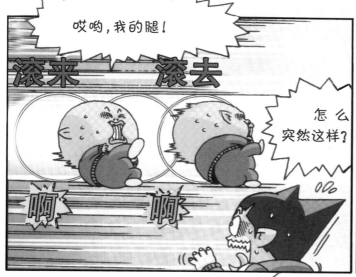

哎哟，我的腿！

滚来——滚去

怎么突然这样？

啊　啊

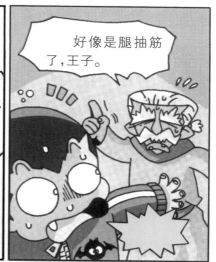

好像是腿抽筋了，王子。

锻炼前准备运动不足或剧烈运动就会产生乳酸，这种废物过多地积累就容易抽筋。

抽筋是指肌肉突然不自主地强直收缩现象，会造成肌肉僵硬疼痛。

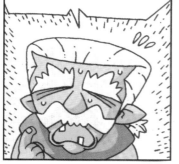

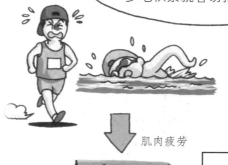

小腿肚抽筋

肌肉疲劳

乳酸累积

肌肉里过多地积累酸性代谢物，就会使肌肉自发性强直收缩，即肌肉痉挛，这种现象就是抽筋。

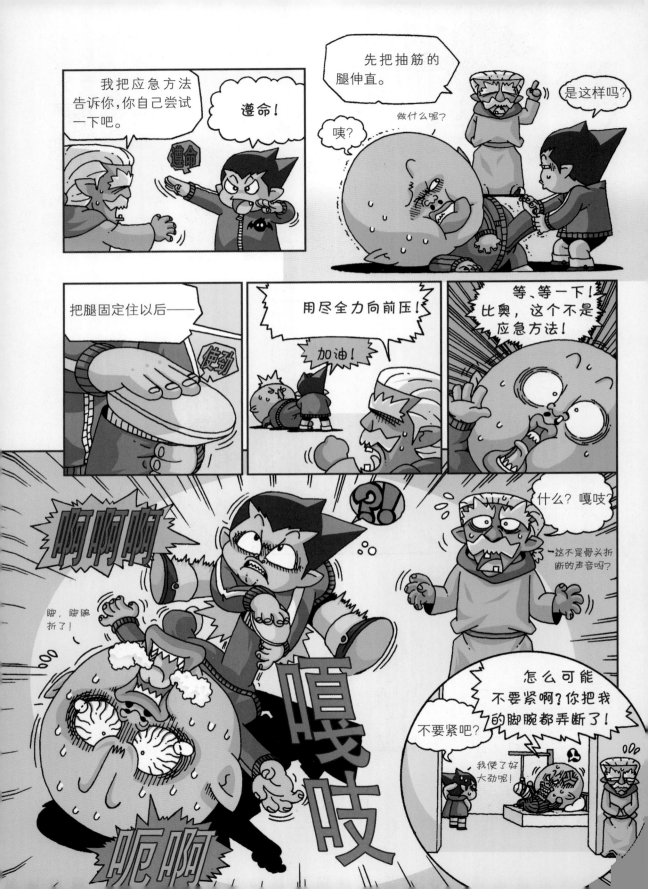

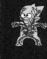

人体的肌肉分布

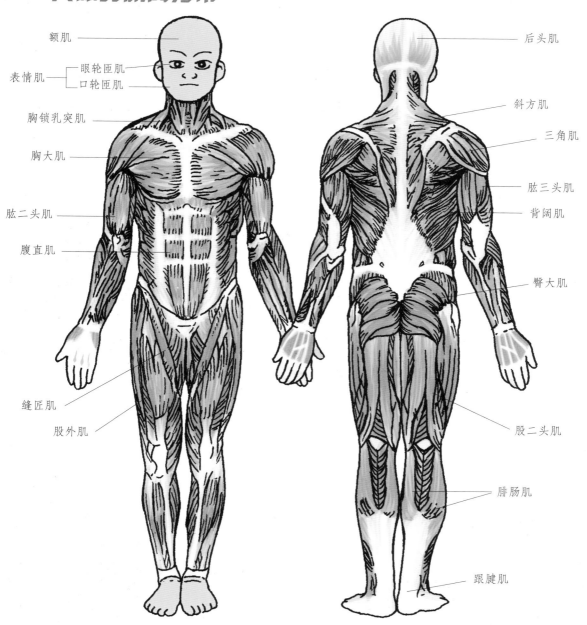

额肌

表情肌 — 眼轮匝肌
口轮匝肌

胸锁乳突肌

胸大肌

肱二头肌

腹直肌

缝匠肌

股外肌

后头肌

斜方肌

三角肌

肱三头肌

背阔肌

臀大肌

股二头肌

腓肠肌

跟腱肌

心跳为什么会加快？

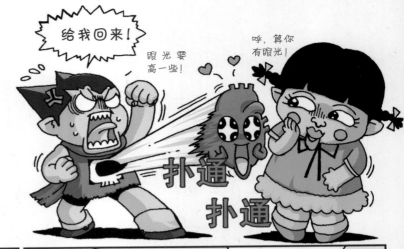

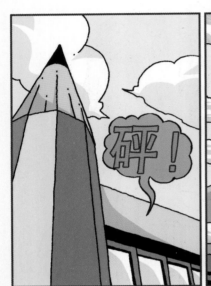

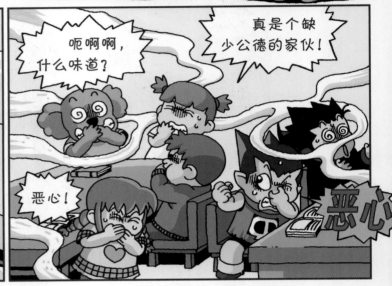

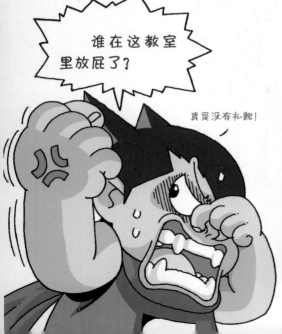

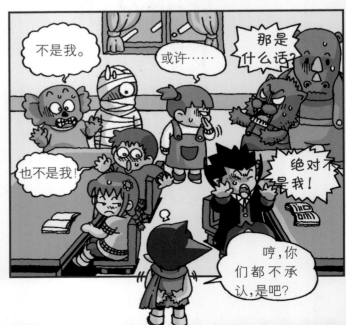

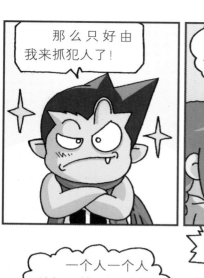

那么只好由我来抓犯人了!

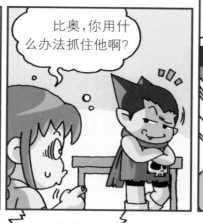

比奥,你用什么办法抓住他啊?

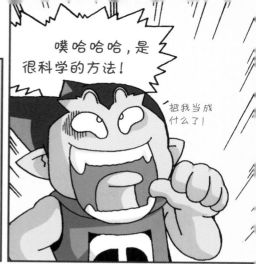

噗哈哈哈,是很科学的方法!

把我当成什么了!

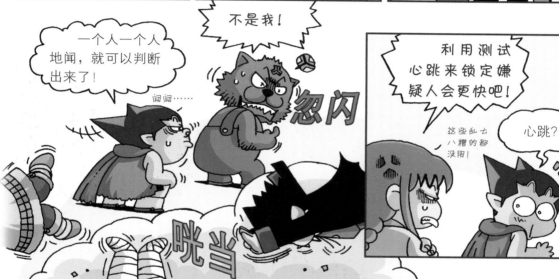

一个人一个人地闻,就可以判断出来了!

不是我!

闻闻……

忽闪

吭当

利用测试心跳来锁定嫌疑人会更快吧!

这些乱七八糟的都没用!

心跳?

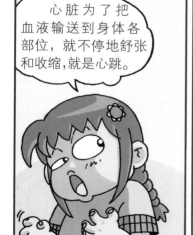

心脏为了把血液输送到身体各部位,就不停地舒张和收缩,就是心跳。

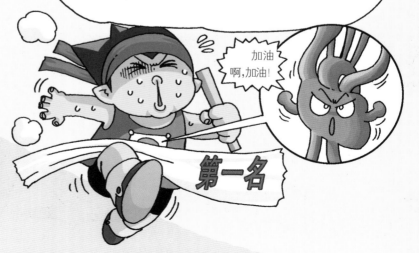

做剧烈运动时心跳就会比平时快,这是因为要向身体的各部分快速供给血液,以满足身体对氧气的需要。

加油啊,加油!

第一名

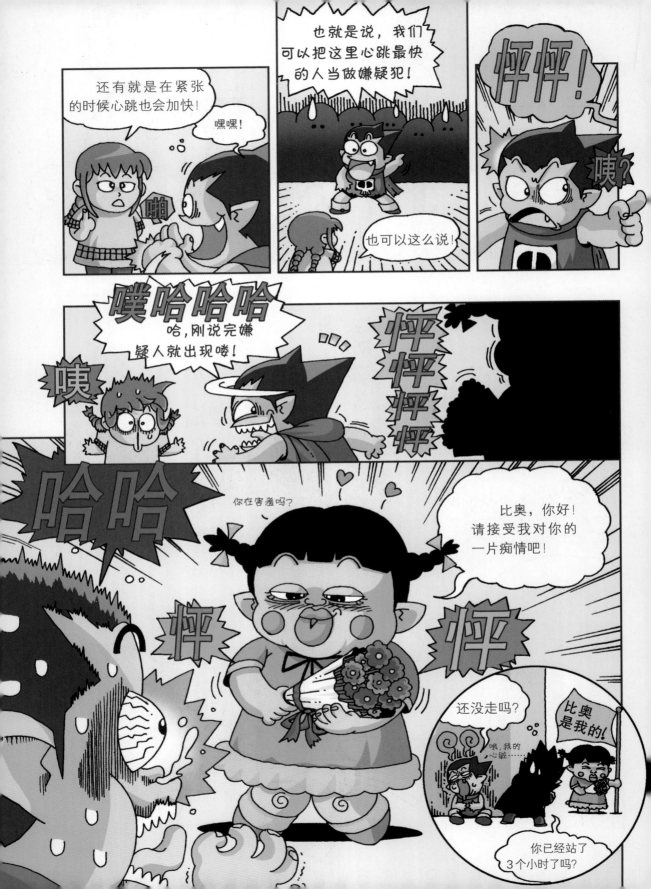

心脏的结构

    人的心脏如同圆锥形,大小和本人拳头接近,位于横膈之上、两肺间偏左。心脏由非常厚的肌肉组成,分为两个心房和两个心室(右心房、右心室、左心房、左心室)。心房与心室之间有瓣膜,这些瓣膜使血液只能由心房流入心室,而不能倒流。

☠ 心脏的功能

    心脏是全身循环系统的动力泵,它通过不断地有节律地收缩和舒张来维持正常的血液循环。它通过分布在人体内总长度为 8 万~10 万千米(成人)的血管来循环血液,维持生命。因此,心脏持续跳动就说明有充分的氧气和营养供给。

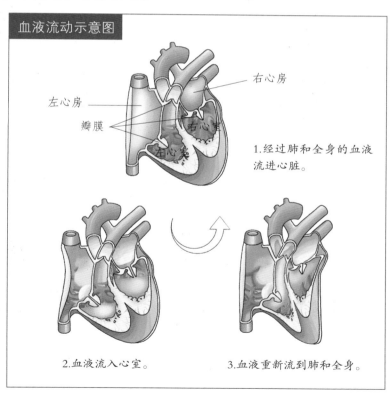

血液流动示意图

右心房

左心房

瓣膜

右心室

左心室

1.经过肺和全身的血液流进心脏。

2.血液流入心室。

3.血液重新流到肺和全身。

瞳孔为什么会变大？

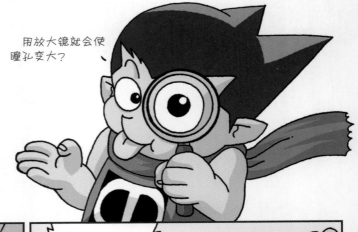

用放大镜就会使瞳孔变大？

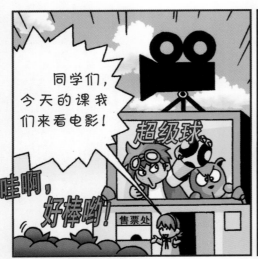

同学们，今天的课我们来看电影！

超级球

售票处

哇啊，好棒哟！

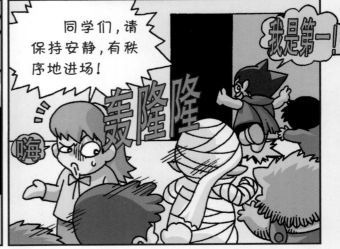

同学们，请保持安静，有秩序地进场！

我是第一！

轰隆隆

嗨

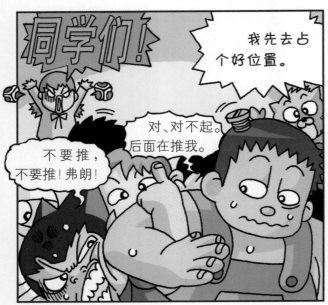

同学们！

我先去占个好位置。

不要推，不要推！弗朗！

对、对不起。后面在推我。

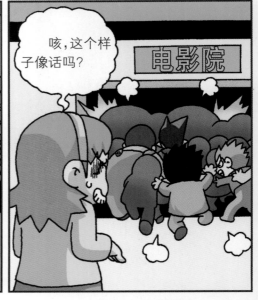

咳，这个样子像话吗？

电影院

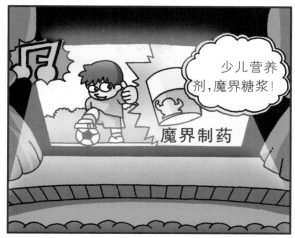

少儿营养剂，魔界糖浆！

魔界制药

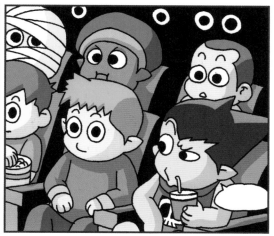

老师，同学们的瞳孔好像突然间变大了。

什么？

哦，那是由于光线的强弱使瞳孔产生相应的变化。

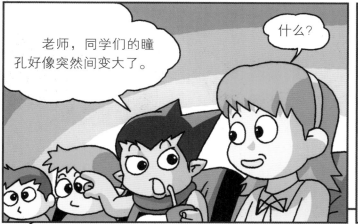

我们眼睛里的虹膜围绕在瞳孔周围，当我们处于光线较强的环境时，瞳孔就会缩小，使进入眼球的光线减少，避免眼睛被灼伤；当周围光线变暗时，为了看清物体，瞳孔就会扩大，让更多的光线进入。

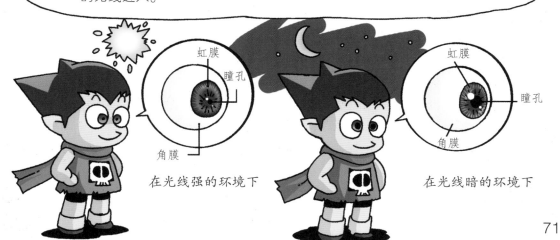

虹膜

瞳孔

角膜

在光线强的环境下

虹膜

瞳孔

角膜

在光线暗的环境下

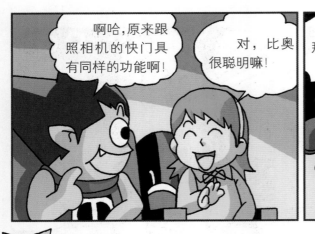

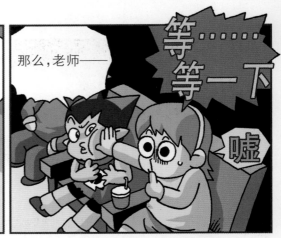

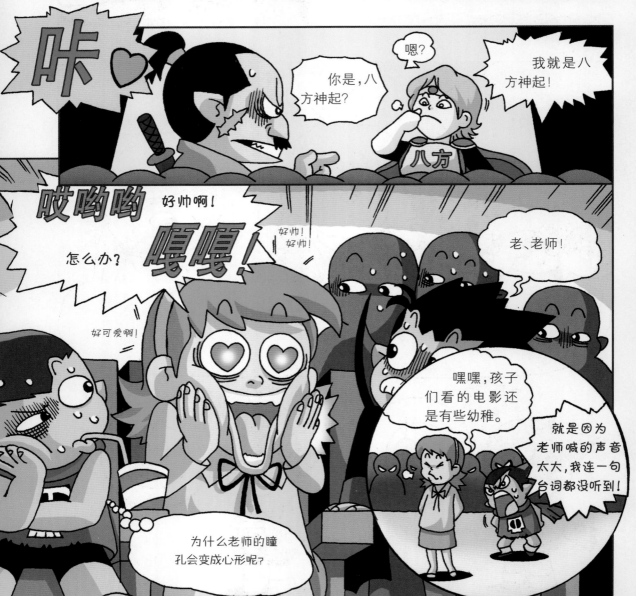

眼睛的结构

眼睛是我们的视觉器官,由眼球及其辅助器官组成。眼球由外而内由纤维膜、血管膜、视网膜构成的眼球壁和中央的玻璃体组成。眼的辅助器官有眼眶、眼睑、结膜、泪器和眼肌等,主要对眼球起保护作用。人们观看物体时,外部的光线和景物通过眼角膜和晶状体的折射,在视网膜上成像。视网膜感受到的图像虽然是倒的,但大脑能把它矫正过来。

☠瞳孔的变化

眼睛中的虹膜呈圆盘状,中间有个小圆孔,这就是瞳孔,也叫瞳仁。当我们处于光线较强的环境时,瞳孔就会缩小,使进入眼球的光线减少,避免眼睛被灼伤;当周围光线变暗时,为了看清物体,瞳孔会自动扩大,让更多的光线进入。

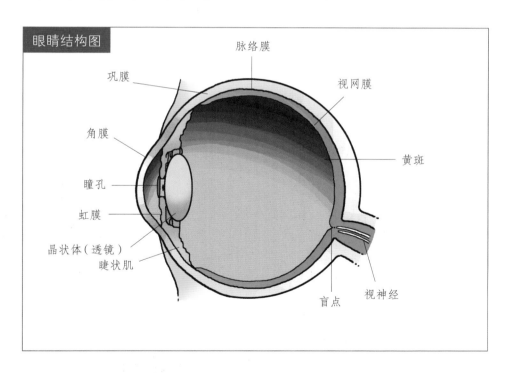

眼睛结构图

巩膜　脉络膜　视网膜　角膜　黄斑　瞳孔　虹膜　晶状体(透镜)　睫状肌　盲点　视神经

小便是怎样形成的？

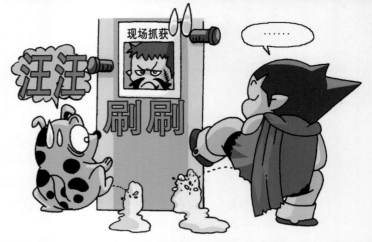

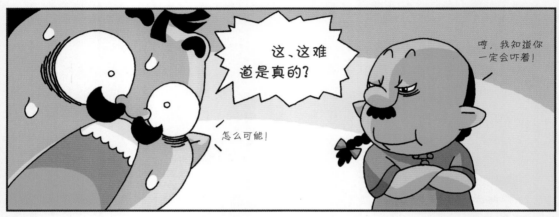

这、这难道是真的？

怎么可能！

哼，我知道你一定会吓着！

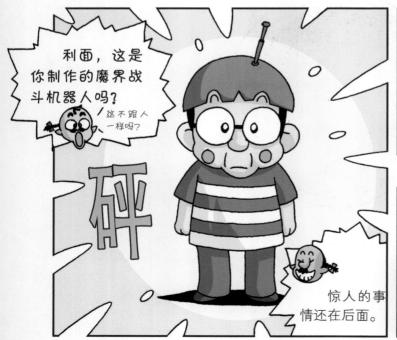

利面，这是你制作的魔界战斗机器人吗？

这不跟人一样吗？

惊人的事情还在后面。

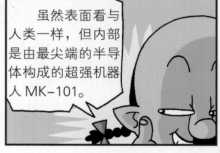

虽然表面看与人类一样，但内部是由最尖端的半导体构成的超强机器人 MK-101。

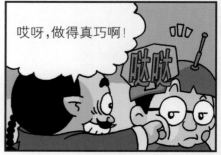

哎呀，做得真巧啊！

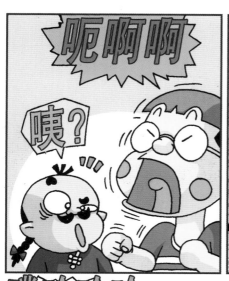

呃啊啊

咦?

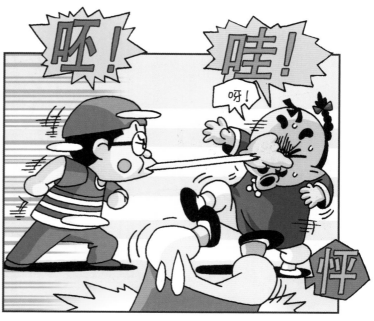

呸!

哇!

呀!

怦

噗哈哈哈

你怎么这么没有教养?

用力擦

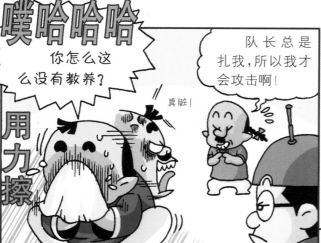

真脏!

队长总是扎我,所以我才会攻击啊!

不仅会吐唾沫,连小便等生理现象都和人一模一样,甚至在感情方面也设置得跟真人差不多。

机器人会小便?

这可能吗?

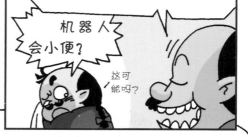

人体内的肾脏每天做着"保洁"工作,它把经过处理而形成的小便储存在膀胱里,再经过尿道将其排出。膀胱可以储存 0.5 升的小便。

肾脏将人体内不需要的物质过滤以后形成的液体废物就是小便。

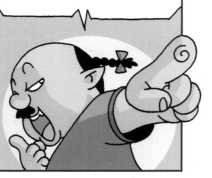

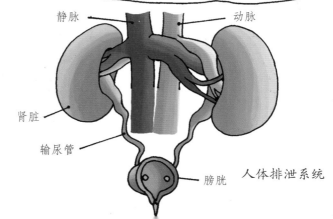

静脉

动脉

肾脏

输尿管

膀胱

人体排泄系统

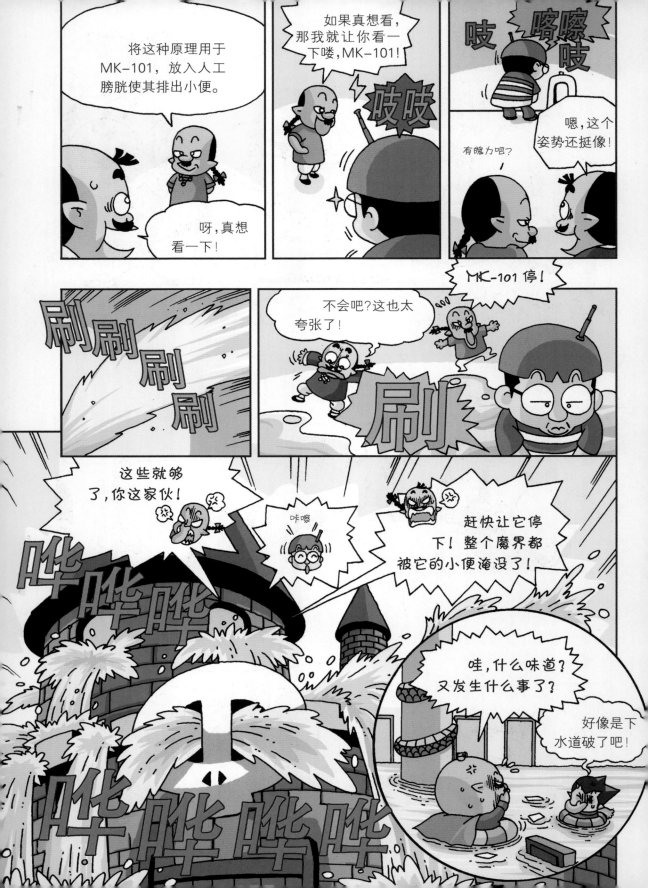

蚕豆模样的肾脏

肾脏为成对的蚕豆状器官,位于腹膜后脊柱两旁的浅窝中。成人的肾脏直径约 12 厘米,重 125~170 克,有成人的拳头那么大。肾脏有调节体内的水、电解质和酸碱平衡的功能。人体中多余的水分等,经过肾脏处理后,以小便的形式排出。人的一生会将 40000~50000 升小便排出体外。如果肾脏出了问题,体内产生的一些废物排不出去,就会对身体造成危害;情况严重的就必须进行肾脏移植,以保证身体正常的新陈代谢。

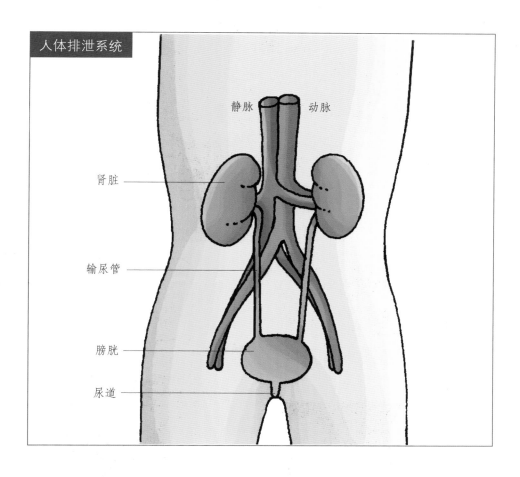

人体排泄系统

静脉　　动脉

肾脏

输尿管

膀胱

尿道

人为什么会长虎牙？

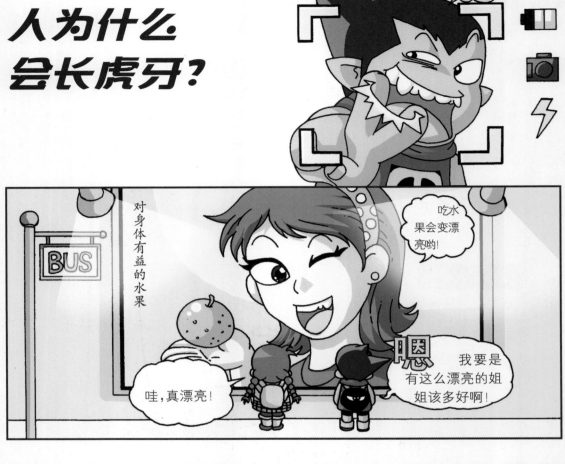

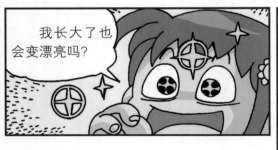

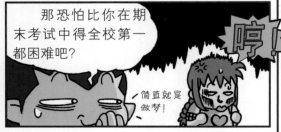

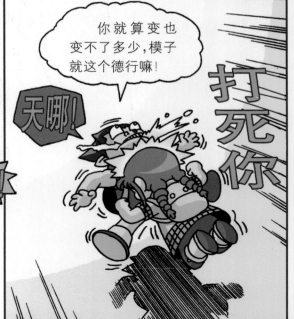

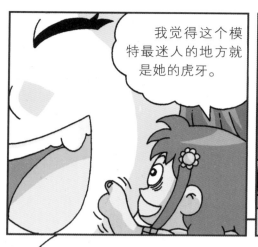

我觉得这个模特最迷人的地方就是她的虎牙。

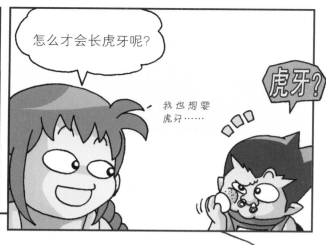

怎么才会长虎牙呢？

我也想要虎牙……

虎牙？

虎牙是指唇侧发生错位的尖牙（学名恒尖牙），因尖牙萌出时间晚，容易被其他牙齿占据了自己的位置而突出于牙弓之外。尖牙又名犬齿。虎牙一般在十二三岁时向外突出。

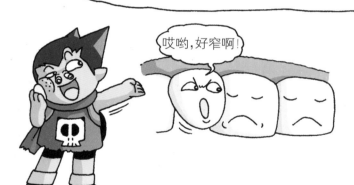

哎哟，好窄啊！

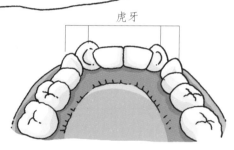

虎牙

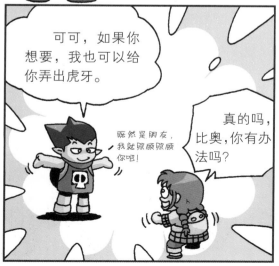

可可，如果你想要，我也可以给你弄出虎牙。

既然是朋友，我就照顾照顾你呢！

真的吗，比奥，你有办法吗？

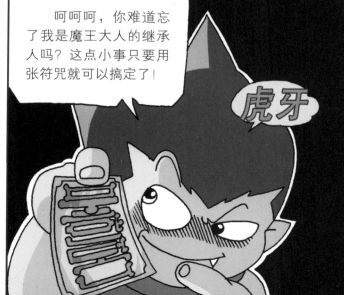

呵呵呵，你难道忘了我是魔王大人的继承人吗？这点小事只要用张符咒就可以搞定了！

虎牙

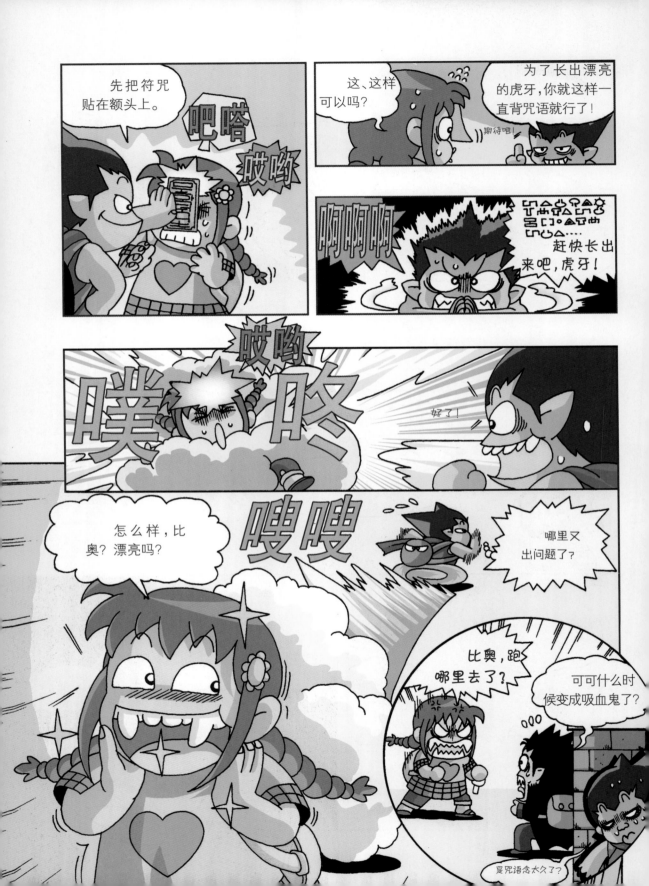

乳牙与恒牙

人的一生共有两副牙齿,即乳牙和恒牙。乳牙(乳齿)在人出生后6~8个月开始萌出,到24~30个月全部出齐,共有20颗。乳牙比恒牙略小,颜色较白,但从6岁开始脱落,取而代之的是恒牙。恒牙长齐共32颗,上、下各16颗。

乳牙的作用

乳牙的重要作用在于,它预先确定了恒牙的生长空间,使恒牙准确地长在"自己的位置"上。如果乳牙过早脱落或龋齿严重未及时矫治,恒牙就可能找不准"自己的位置",从而畸形地长出虎牙或龅牙。

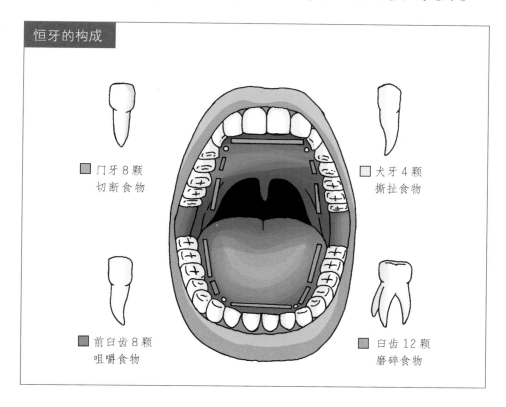

恒牙的构成

■ 门牙8颗
切断食物

■ 犬牙4颗
撕扯食物

■ 前白齿8颗
咀嚼食物

■ 白齿12颗
磨碎食物

人为什么
会打嗝？

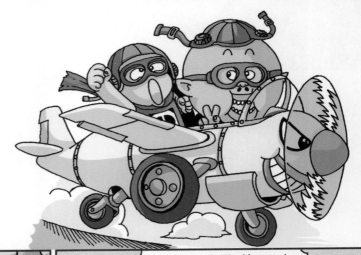

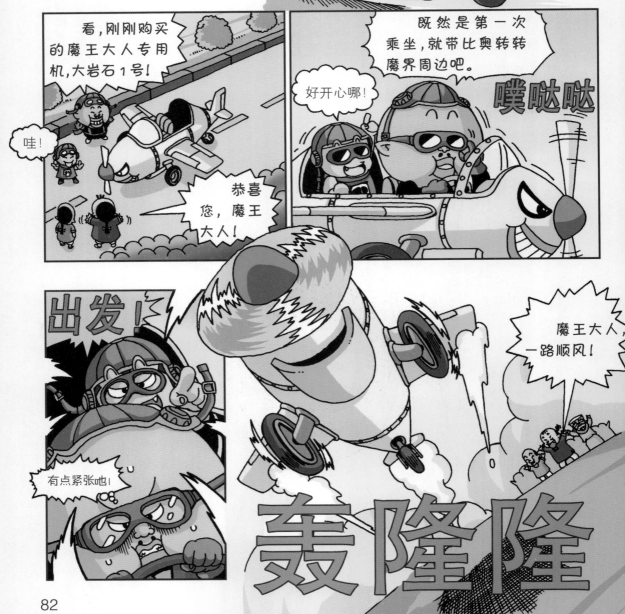

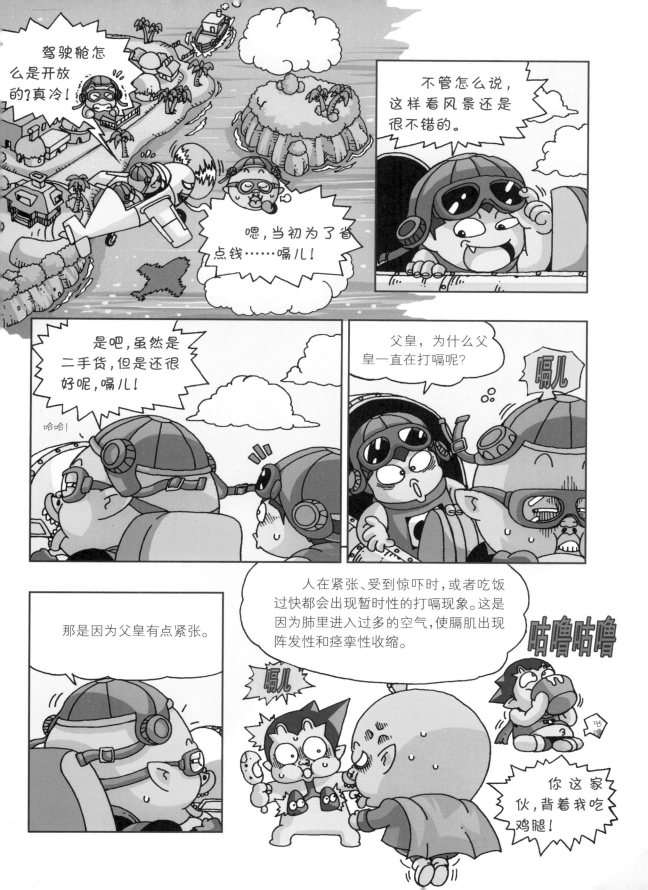

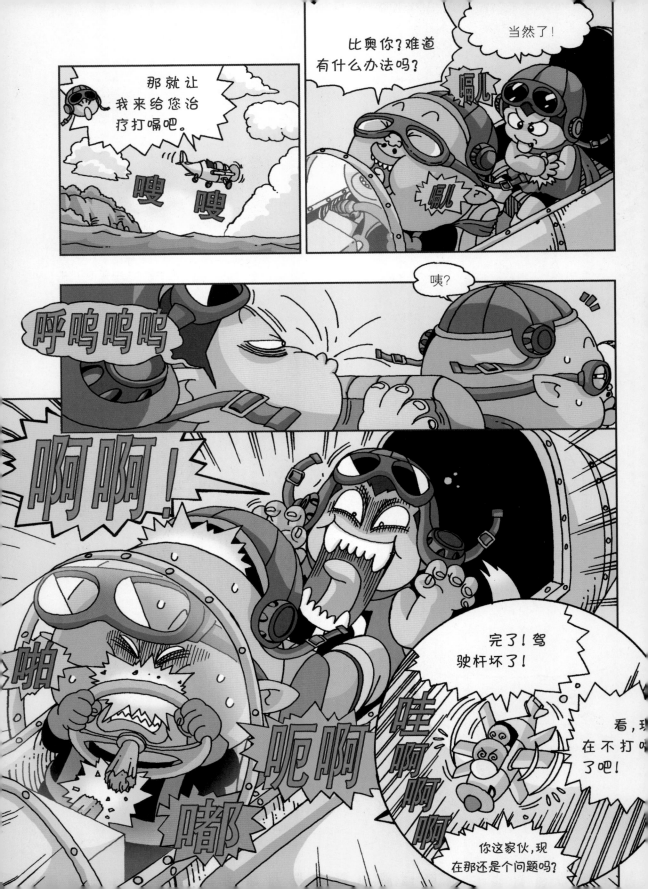

肺与呼吸

　　肺的重要功能就是呼吸,它与心脏一样是一刻都不能休息的重要器官。吐气为呼,吸气为吸,这两种动作连续发生就叫做呼吸。呼吸运动依赖肺外组织完成。扩张和收缩胸腔的呼吸肌属于骨骼肌,受大脑直接控制,但通常呼吸运动却是在脑干呼吸中枢的调节下自动进行的。膈肌为主要的呼吸肌,收缩时,膈穹隆下降,胸腔容积扩大,以助吸气;松弛时膈穹隆上升恢复原位,胸腔容积减少,以助呼气。

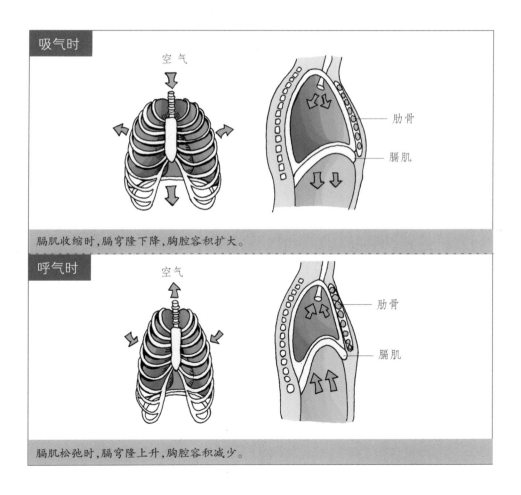

吸气时

空气

肋骨
膈肌

膈肌收缩时,膈穹隆下降,胸腔容积扩大。

呼气时

空气

肋骨

膈肌

膈肌松弛时,膈穹隆上升,胸腔容积减少。

人不吃食物能够生存吗？

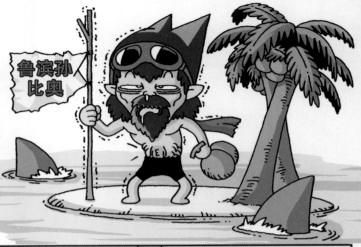

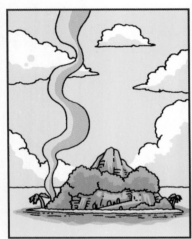

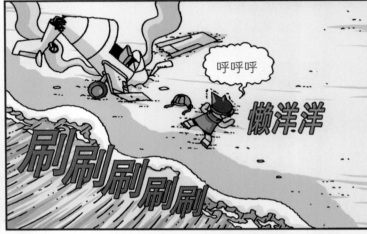

懒洋洋

呼呼呼

刷刷刷刷刷刷

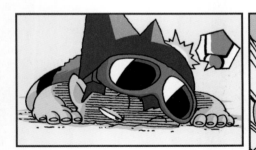

这里是无人岛吗？

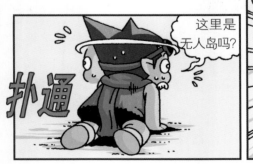

扑通

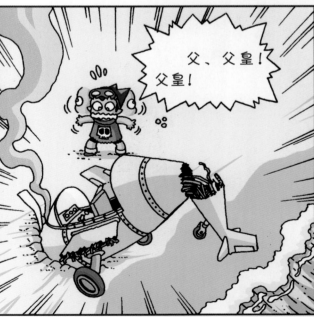

父、父皇！父皇！

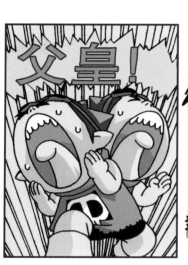

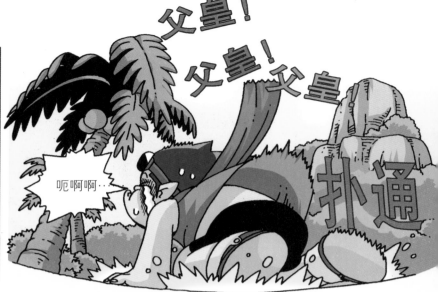

父皇！

父皇！父皇

呃啊啊……

就是因为我太贪玩，父皇才会……

对，现在不是沮丧的时候。

要想在这无人岛生存，必须赶快找到一个方法。

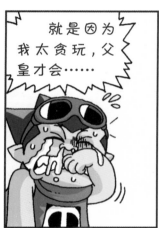

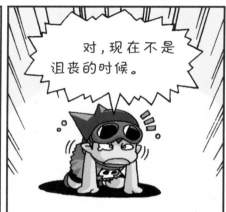

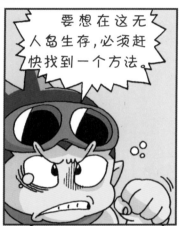

人即使不吃食物，也能利用皮下脂肪坚持1-3个月，这是没问题的。

扑通

我只呼吸，都没做别的啊……

水分蒸发

可是3天不喝水就会因脱水而死亡，因为就算是呼吸也会将体内的水分蒸发掉……以前好像是这样学习的。

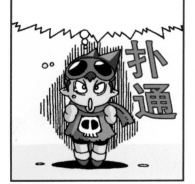

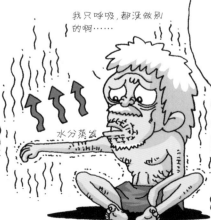

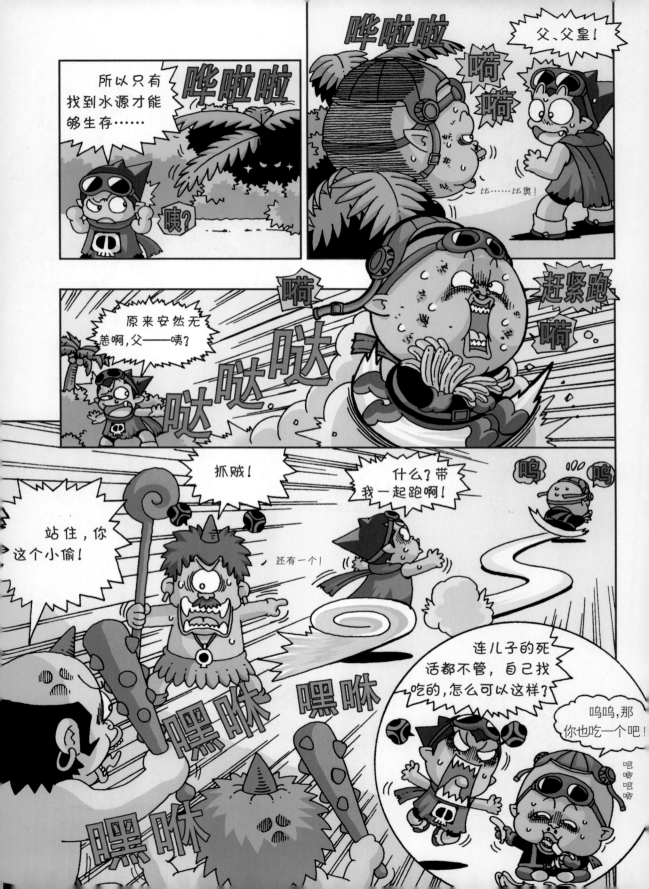

人体必需的营养素

营养素是维持人类生存的主要营养物质，营养素在人体内消化、吸收转换成人体必要的物质。主要的营养素有碳水化合物、蛋白质、脂肪、维生素、矿物质（钙、铁、碘、锌、钠等）、水等，缺少哪种成分都会使身体受到影响，因此科学搭配各种营养，不偏食、挑食，对青少年的健康成长至关重要。

营养素	功能及作用	食物品种
碳水化合物	属有机化合物，分为单糖、双糖、多糖三种，具有维持体力的作用。	饭、土豆、面包、面条、地瓜等
蛋白质	是生命的物质基础，人体每个细胞都有蛋白质的参与，青少年应多吃富含蛋白质的食物。	奶酪、肉、大豆、豆腐、牛奶等
脂肪	能供给人体所需大量热能，但过多摄取可能导致肥胖。	肉类、芝麻、松子、花生、黄油等
维生素	是维持人体生命活动必需的一类有机物质，分为脂溶性和水溶性。	糙米、蔬菜、水果等
矿物质	是骨骼和牙齿的主要成分；缺铁就会贫血，使免疫力下降。	海带、海菜、牛奶、胡萝卜、西红柿等
水	可以帮助机体消化食物、吸收营养、排除废物、参与调节体内酸碱平衡和体温，并在各器官之间起润滑作用。	

我们的眼睛为什么是一对？

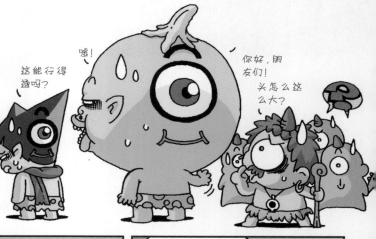

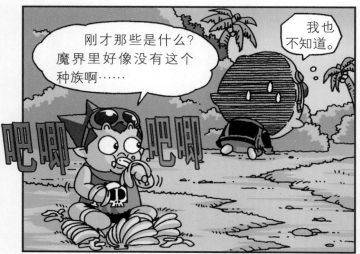

刚才那些是什么？魔界里好像没有这个种族啊……

我也不知道。

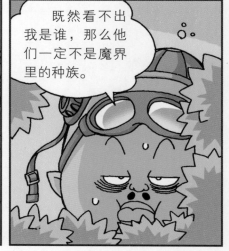

既然看不出我是谁，那么他们一定不是魔界里的种族。

吧唧 吧唧

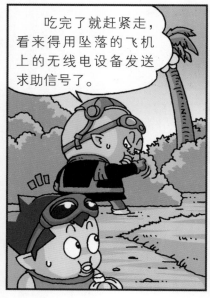

吃完了就赶紧走，看来得用坠落的飞机上的无线电设备发送求助信号了。

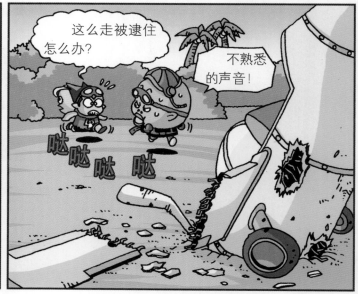

这么走被逮住怎么办？

不熟悉的声音！

哒哒哒哒

你刚才不是也看到了吗，他们只有一只眼睛，是独眼龙种族。

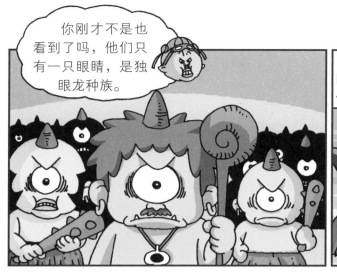

如果只有一只眼睛就很难判断物体之间的距离。

咔嚓咔嚓

嘀 嘀

是吗？

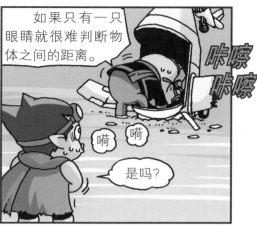

另外，单眼看不出物体的立体感，看什么物体都是扁的，视野窄，要想看清周围就得不停地转动头部，东张西望。

嘿，小扁！

哼！

你才是小扁呢！

太不方便了……

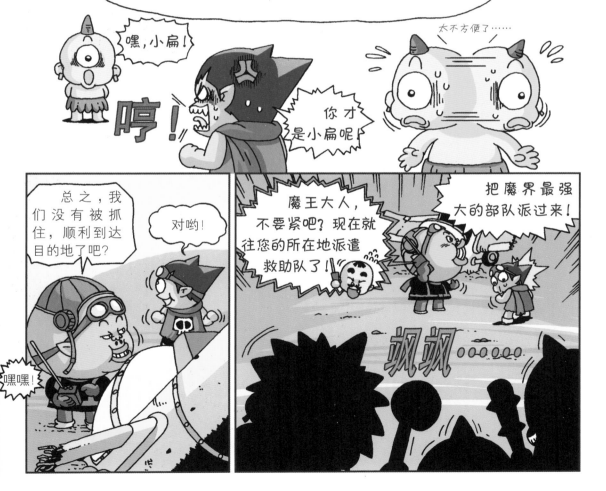

总之，我们没有被抓住，顺利到达目的地了吧？

对哟！

嘿嘿！

魔王大人，不要紧吧？现在就往您的所在地派遣救助队了！

把魔界最强大的部队派过来！

飒飒

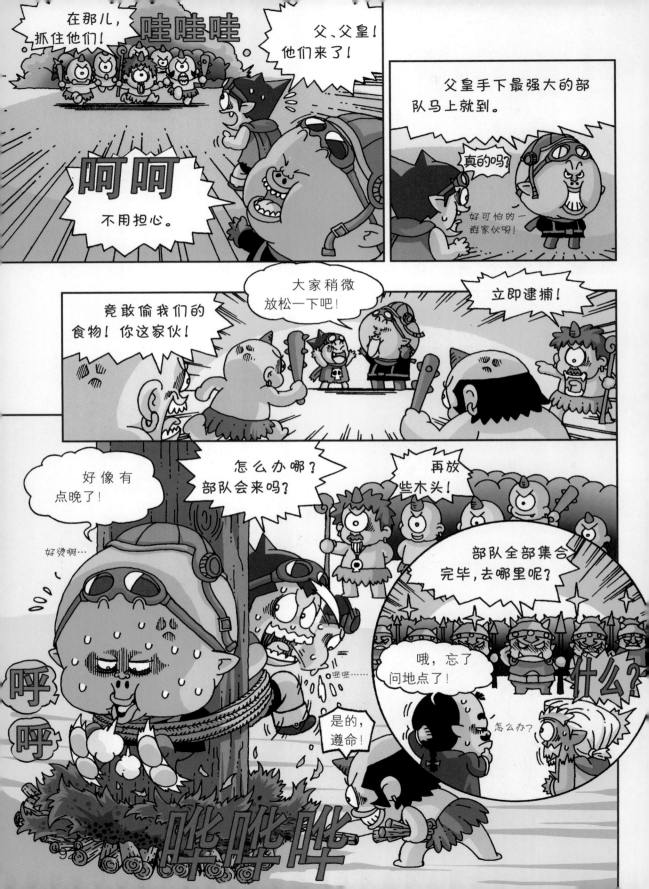

眼睛与视觉

我们眼睛里的晶状体具有弹性，可以调节厚度、对准焦点。看较远的景物时，晶状体就会变薄；看较近的景物时，晶状体就会变厚，以此看清楚远近物体。

☠近视眼

视力缺陷的一种。远处物体的影像不能在视网膜汇聚，而在视网膜之前形成焦点，导致远处的物体模糊不清。由于光线过多地折射，所以就要用凹透镜来调节。

☠远视眼

视力缺陷的一种。晶状体不能及时折射光线，使物体的影像落在视网膜的后面，因此可以看清远处的物体却看不清近处的物体，所以要用凸透镜来调节。

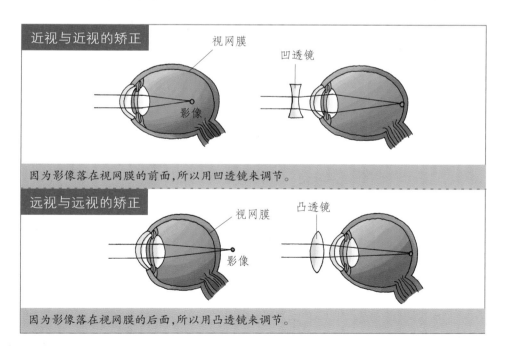

近视与近视的矫正

视网膜　凹透镜

影像

因为影像落在视网膜的前面，所以用凹透镜来调节。

远视与远视的矫正

视网膜　凸透镜

影像

因为影像落在视网膜的后面，所以用凸透镜来调节。

皮肤为什么会有死皮？

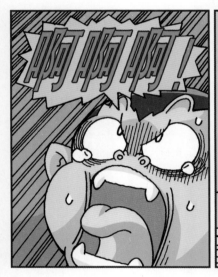

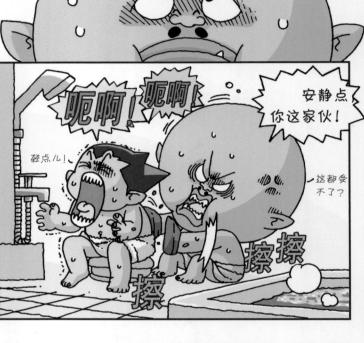

安静点你这家伙！

这都受不了？

轻点儿！

啊啊啊！

呃啊！呃啊！

擦 擦

擦

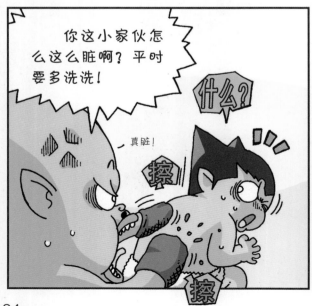

你这小家伙怎么这么脏啊？平时要多洗洗！

什么？

真脏！

擦

擦

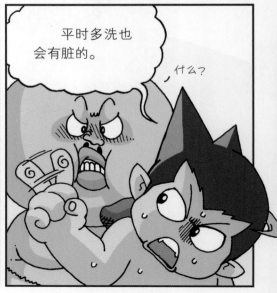

平时多洗也会有脏的。

什么？

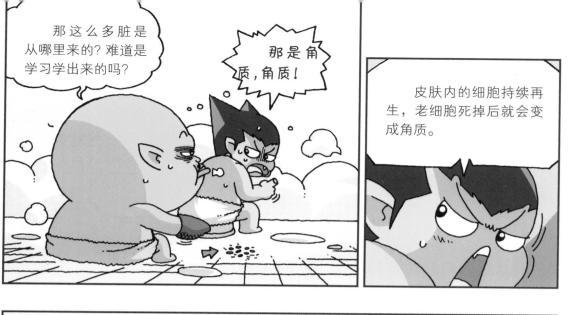
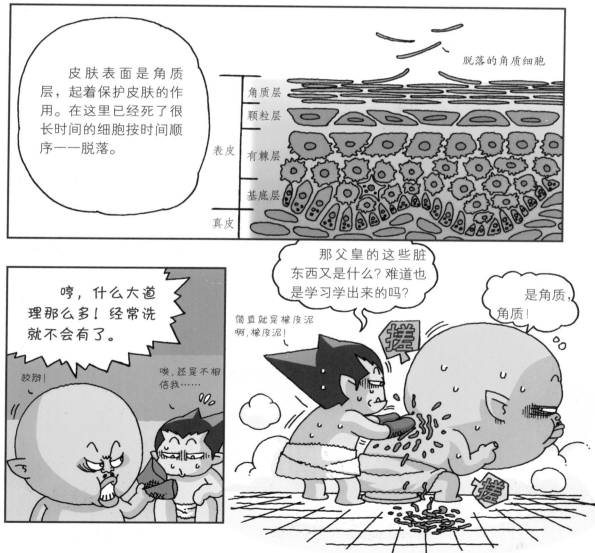

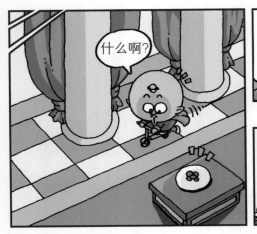

什么啊?

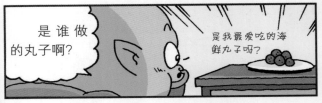

是谁做的丸子啊?

是我最爱吃的海鲜丸子吗?

吧唧吧唧

这个味道怎么有点怪呢?

哎哟,父皇!

怎么了?

那是我为了纪念和父皇一起搓澡而制作的。

怎么会吃那个?

呜哇 恶心!

你这小子!用什么做不行,偏偏用死皮来做丸子?

啪啪

啊啊

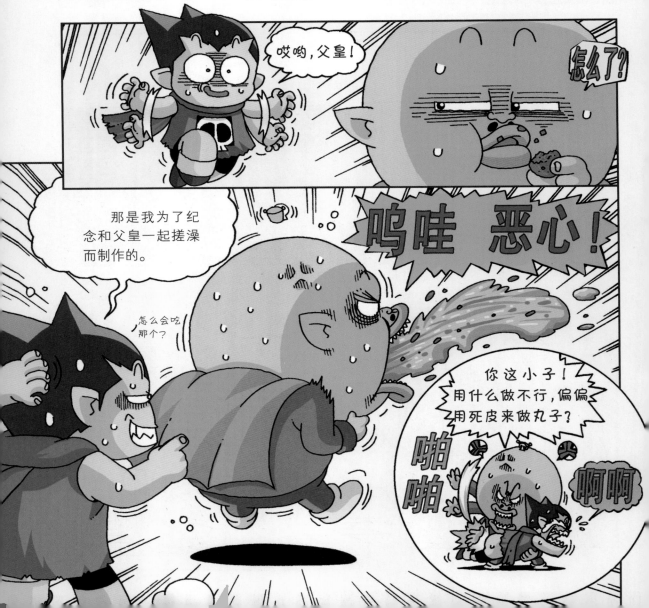

皮肤的功能

皮肤由表皮、真皮和皮下组织构成,最外面一层是表皮,中间是真皮,最里面是皮下组织。角质层处于表皮的表面,是由死亡的表皮细胞堆积而成的;它是皮肤新陈代谢的产物,同时起着一定的保护皮肤的作用。皮肤作为人体最大的器官,覆盖着人体表面,使身体免受细菌、外力的侵害。皮肤通过毛细血管的收缩来阻止热量的散发,通过毛细血管的扩张将汗液排出,以调节体温、排泄废物。

☠ 皮肤的感觉

皮肤是人体最大的感觉系统,其重要功能就是感受刺激、传递信息并及时报警。皮肤的感觉主要有四种:触点、冷点、温点和痛点。痛点能够感受到疼痛,触点是碰到物体时的感觉,冷点和温点是受周围温度的变化而感觉到的冷热感。这些感觉由神经传输到大脑,再由大脑传达疼痛、冷、热、接触等信息。

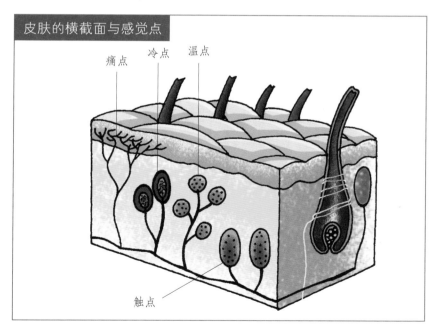

皮肤的横截面与感觉点

痛点　冷点　温点

触点

我们的血型可以改变吗？

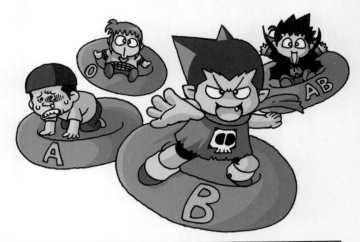

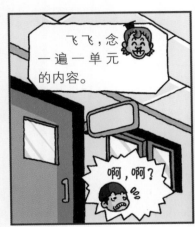

飞飞，念一遍一单元的内容。

啊，啊？

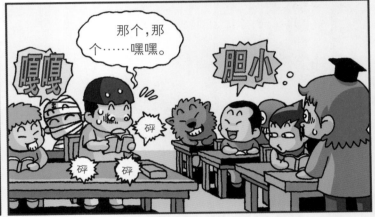

那个，那个……嘿嘿。

嘎嘎

胆小

砰 砰 砰

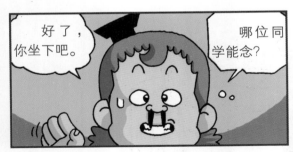

好了，你坐下吧。

哪位同学能念？

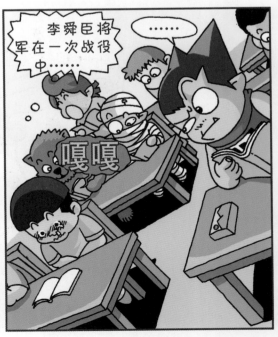

李舜臣将军在一次战役中……

……

嘎嘎

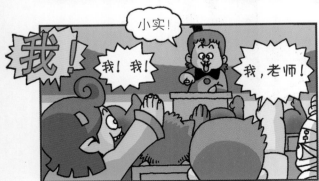

我！

小实！

我！我！

我，老师！

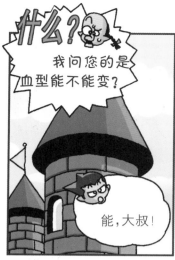

什么？

我问您的是血型能不能变？

能，大叔！

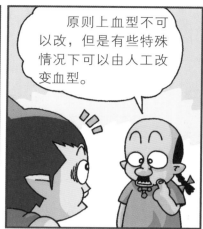

原则上血型不可以改，但是有些特殊情况下可以由人工改变血型。

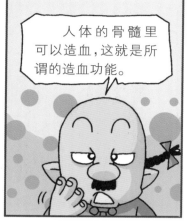

人体的骨髓里可以造血，这就是所谓的造血功能。

造血功能出现病变的患者只能从健康人的体内移植骨髓，这时有可能移植与自己血型不同的人的骨髓，移植后的骨髓会制造出新的血液，因此血型也会随着变化。

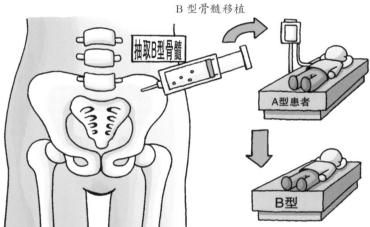

B 型骨髓移植

抽取B型骨髓

A型患者

B型

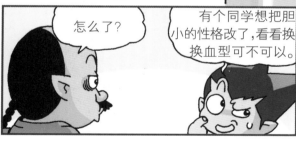

怎么了？

有个同学想把胆小的性格改了，看看换换血型可不可以。

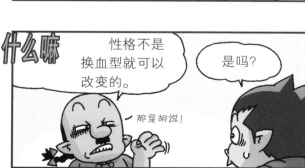

什么嘛

性格不是换血型就可以改变的。

是吗？

那是胡说！

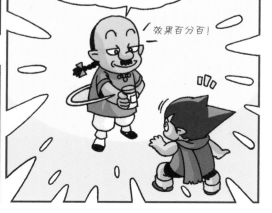

如果那同学实在想换，那你就让他试试这个药吧，肯定会改变的。

效果百分百！

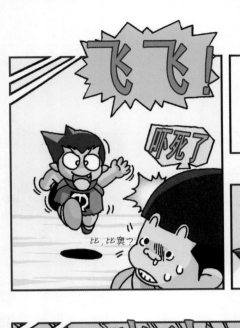

飞飞!

呀死了

比、比奥?

你吃这个药看看,据说可以改变胆小的性格。

这个很昂贵哟!

是吗?

谢、谢谢,比奥!

以后请我吃一顿就行了!还是你好啊!

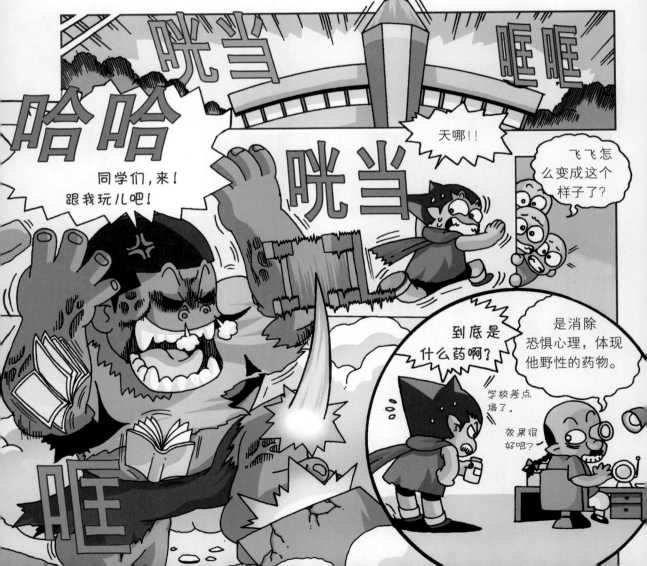

吭当

哐哐

哈哈

同学们,来!跟我玩儿吧!

吭当

天哪!!

飞飞怎么变成这个样子了?

旺

到底是什么药啊?

是消除恐惧心理,体现他野性的药物。

学校差点塌了。

效果很好吧?

血型的种类

血型是血液的类型，根据血细胞凝结现象的不同而分成 O、A、B、和 AB 四种。另外，根据人体血液红细胞里有无 Rh 抗原，血液还分为 Rh 阳性和 Rh 阴性两种。80%的人是 Rh 阳性，只有 15%的人是 Rh 阴性。

☠输血的原理

输血时，如果输入与自己的血型不相配的血液时红细胞就会凝结，使毛细血管堵塞。AB 型可以输入任何血型的血液，相反，O 型血液可以输给任何血型的人。具有 Rh 阴性血液的人只能输入 Rh 阴性血。

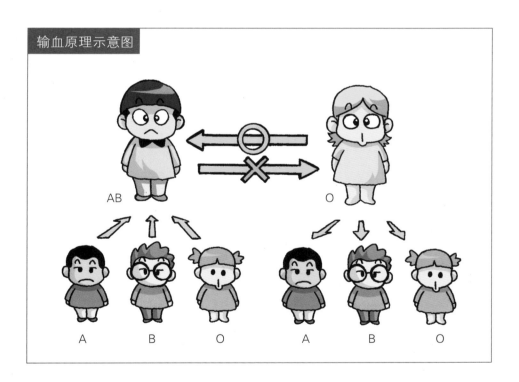

输血原理示意图

人的指纹有什么作用？

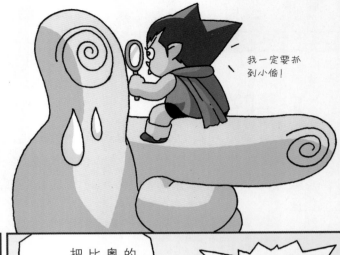

我一定要抓到小偷！

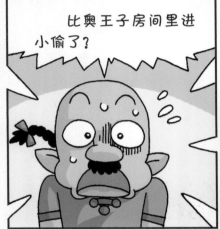

比奥王子房间里进小偷了？

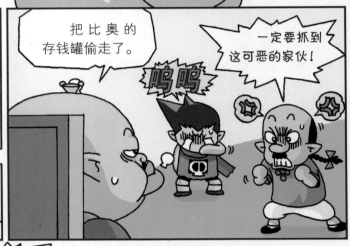

把比奥的存钱罐偷走了。

一定要抓到这可恶的家伙！

呜呜

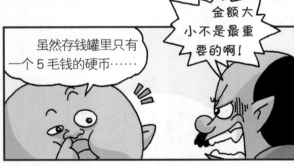

虽然存钱罐里只有一个5毛钱的硬币……

金额大小不是最重要的啊！

那倒也是，但是有什么抓小偷的办法呢？

当然有了！

会很复杂的……

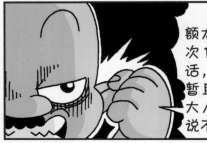

如果因为金额太少而忽略这次偷窃事件的话，魔界的威望暂且不论，魔王大人的面子上也说不过去啊！

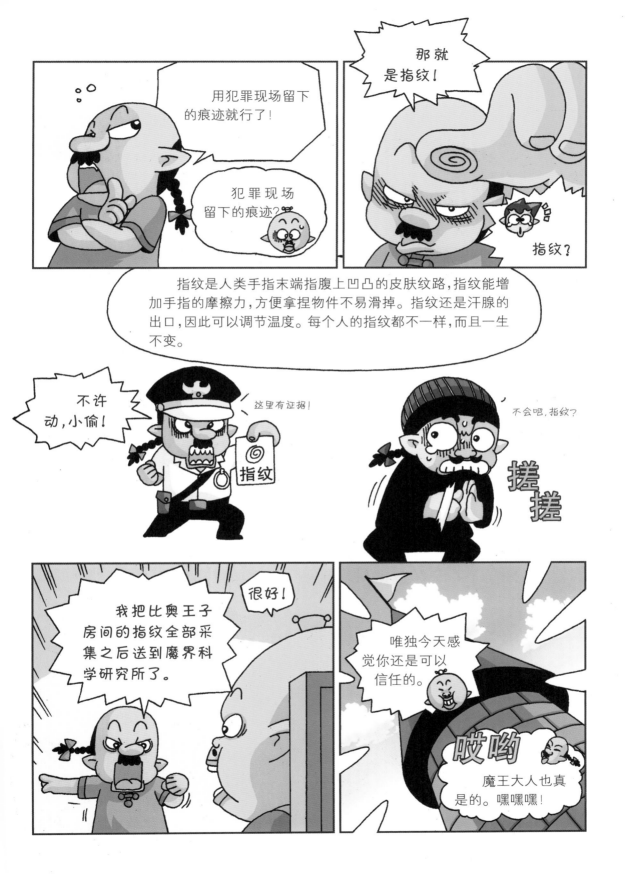

用犯罪现场留下的痕迹就行了!

犯罪现场留下的痕迹?

那就是指纹!

指纹?

指纹是人类手指末端指腹上凹凸的皮肤纹路,指纹能增加手指的摩擦力,方便拿捏物件不易滑掉。指纹还是汗腺的出口,因此可以调节温度。每个人的指纹都不一样,而且一生不变。

不许动,小偷!

这里有证据!

指纹

不会吧,指纹?

搓搓

很好!

我把比奥王子房间的指纹全部采集之后送到魔界科学研究所了。

唯独今天感觉你还是可以信任的。

哎哟

魔王大人也真是的。嘿嘿嘿!

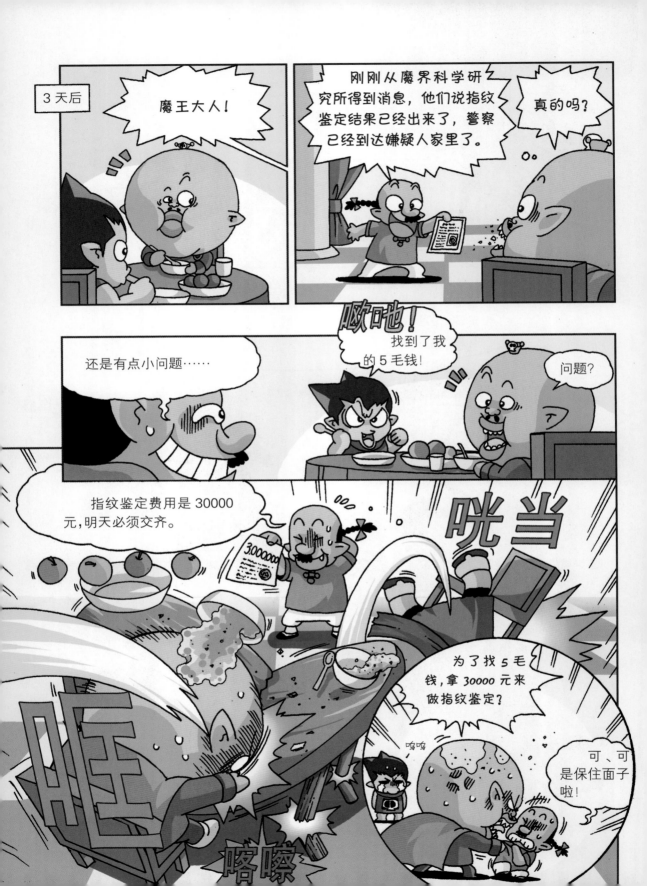

独一无二的指纹

指纹是人类手指末端指腹上凹凸的皮肤纹路,它是人类进化过程中自然形成的。指纹皮肤上的小颗粒感觉非常敏锐,只要用手触摸物体,就会立即把感觉到的冷、热、软、硬等各种"情报"通报给大脑,大脑根据这些"情报"发号施令,指挥动作。指纹还具有增强皮肤摩擦的作用,使手指能紧紧地握住东西,不易滑掉。

☠用指纹破案

目前尚未发现不同的人拥有相同的指纹,所以每个人的指纹是独一无二的。正因为指纹的这一特点,所以经常用它来鉴别身份。譬如在案发现场,将在杯子、门把手等地方留下的痕迹(指纹)采集以后,可以鉴别出嫌疑人的身份,这也是为什么办身份证的时候会采集指纹的缘故。

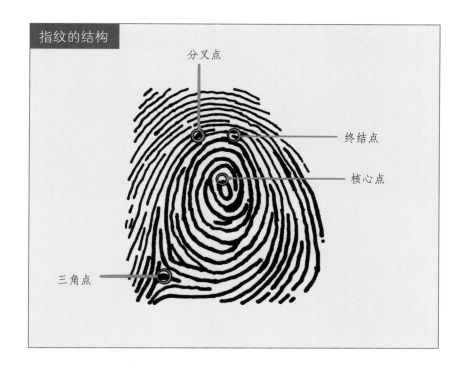

指纹的结构

分叉点

终结点

核心点

三角点

人为什么会长肚脐？

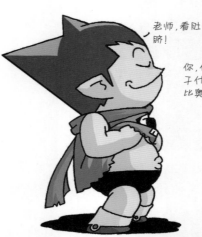
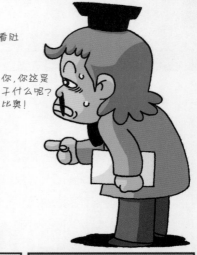

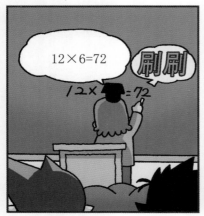
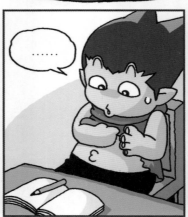
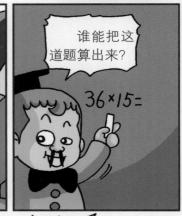

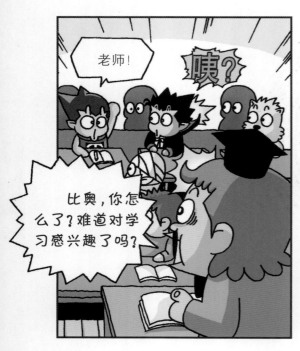
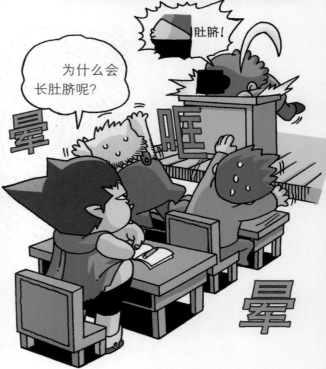

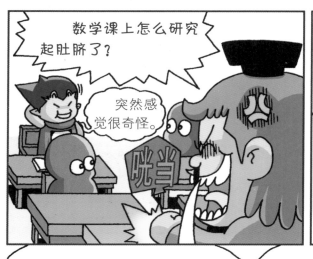

数学课上怎么研究起肚脐了?

突然感觉很奇怪。

咣当

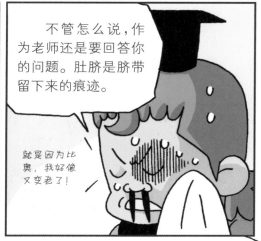

不管怎么说,作为老师还是要回答你的问题。肚脐是脐带留下来的痕迹。

就是因为比奥,我好像又变老了!

母亲腹中的胎儿所需的营养和氧气都是通过脐带传送的。

胎儿出生以后就会用肺来呼吸,脐带失去了原有的作用,于是医生就把它从胎儿身上剪下来,过10天左右,剩下的部分会自动脱落形成肚脐。

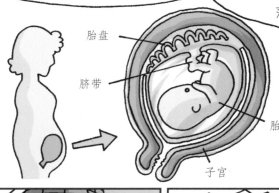

胎盘

脐带

胎儿

子宫

自动脱落的脐带

肚脐

婴儿

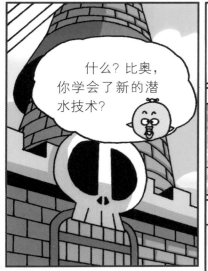

什么? 比奥,你学会了新的潜水技术?

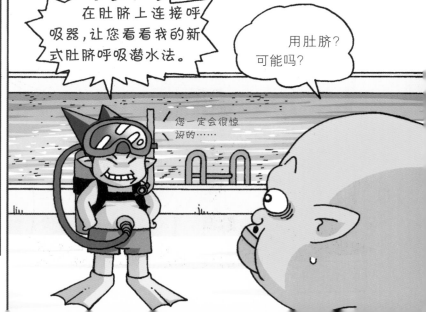

在肚脐上连接呼吸器,让您看看我的新式肚脐呼吸潜水法。

用肚脐? 可能吗?

您一定会很惊讶的……

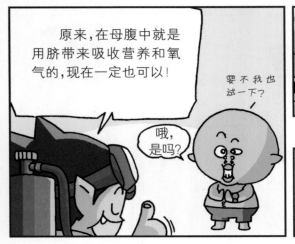

原来,在母腹中就是用脐带来吸收营养和氧气的,现在一定也可以!

哦,是吗?

要不我也试一下?

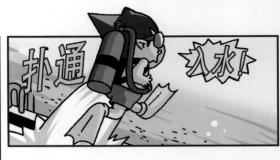

扑通

入水!

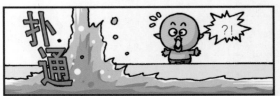

扑通

?!

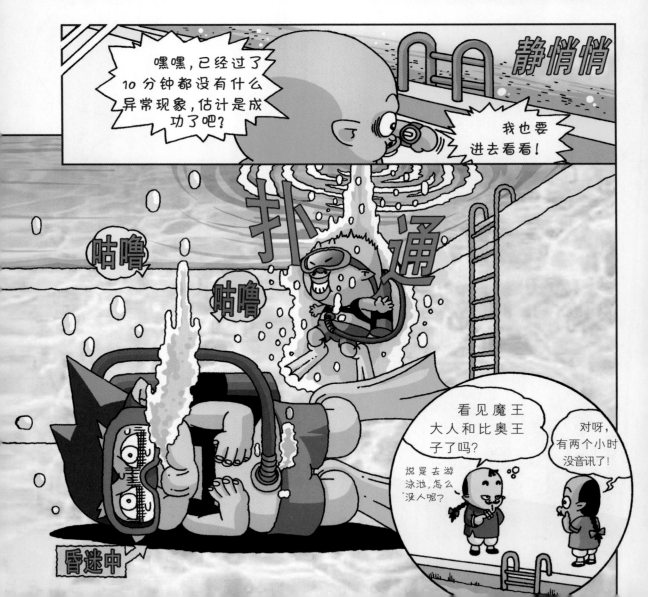

嘿嘿,已经过了10分钟都没有什么异常现象,估计是成功了吧?

我也要进去看看!

静悄悄

扑通

咕噜

咕噜

昏迷中

看见魔王大人和比奥王子了吗?

说是去游泳池,怎么没人呢?

对呀,有两个小时没音讯了!

脐带和肚脐

　　母体内的胎儿生长在叫做羊水的液体里。母体内的胎儿不能独自摄取食物、不能呼吸，而是由脐带供给营养和氧气。脐带的一端和胎儿的肚脐连在一起，另一端与胎盘连在一起。胎盘贴在母体的子宫内壁，母体内的血液通过胎盘供给胎儿营养。相反，胎儿排出的二氧化碳等废物，通过脐带运输到母体的血液里再排出。这样经过 10 个月，婴儿呱呱坠地以后，胎盘和脐带失去了原有的作用，于是医生就把它们与婴儿分离。那剩下的一截过几天还会自动脱落，从此就在人身上留下一个小小的肚脐眼。

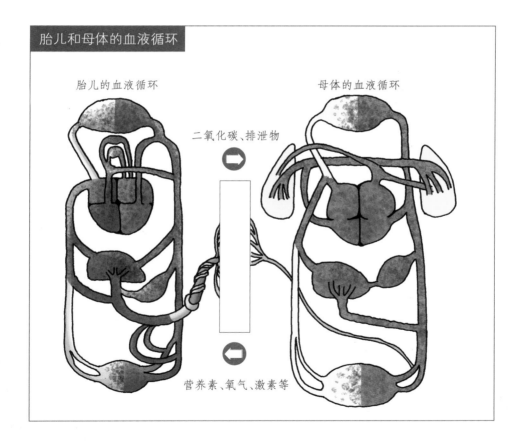

胎儿和母体的血液循环

胎儿的血液循环　　　　　　　　　　母体的血液循环

二氧化碳、排泄物

营养素、氧气、激素等

人死后指甲还会长吗？

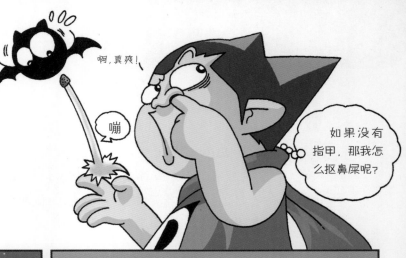

啊，真疼！

嘣

如果没有指甲，那我怎么抠鼻屎呢？

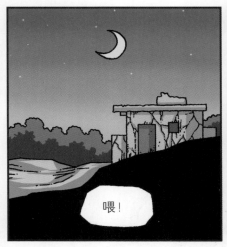

喂！

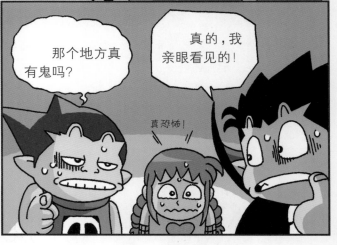

那个地方真有鬼吗？

真的，我亲眼看见的！

真恐怖！

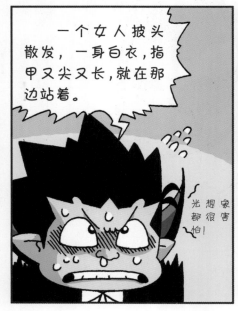

一个女人披头散发，一身白衣，指甲又尖又长，就在那边站着。

光想都害怕！

想象很害怕！

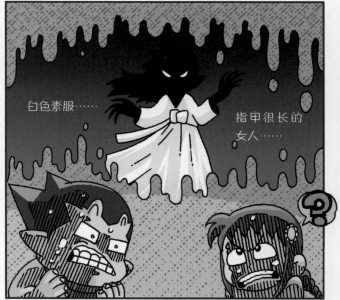

白色素服……

指甲很长的女人……

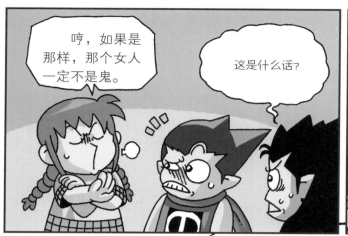

哼，如果是那样，那个女人一定不是鬼。

这是什么话？

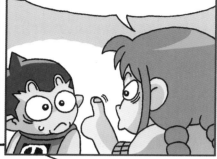

很多人都说鬼的指甲很长，但那是不可能的，鬼的指甲不可能再长出来。

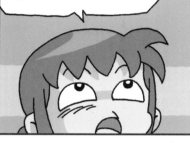

那是因为人死后指甲、趾甲以及头发都停止生长了。

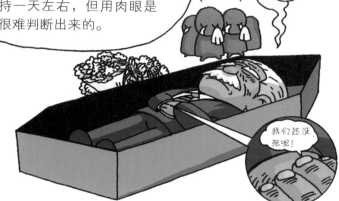

人死后肌体细胞不可能马上停止活动，可以维持一天左右，但用肉眼是很难判断出来的。

呜呜呜……

我们还没死呢！

人死后皮肤会萎缩，因此人们在视觉上感觉其指甲和趾甲都变长了，实际上它们并没有生长。

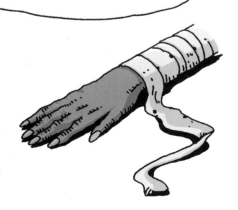

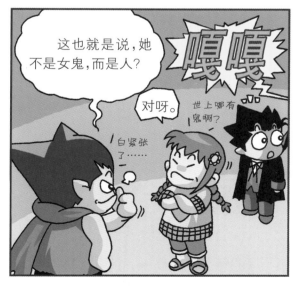

这也就是说，她不是女鬼，而是人？

嘎嘎

对呀。

世上哪有鬼啊？

白紧张了……

111

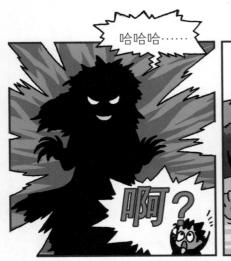

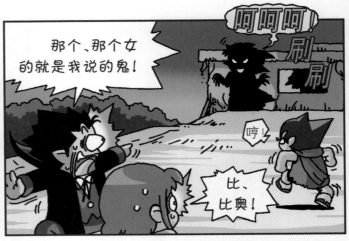

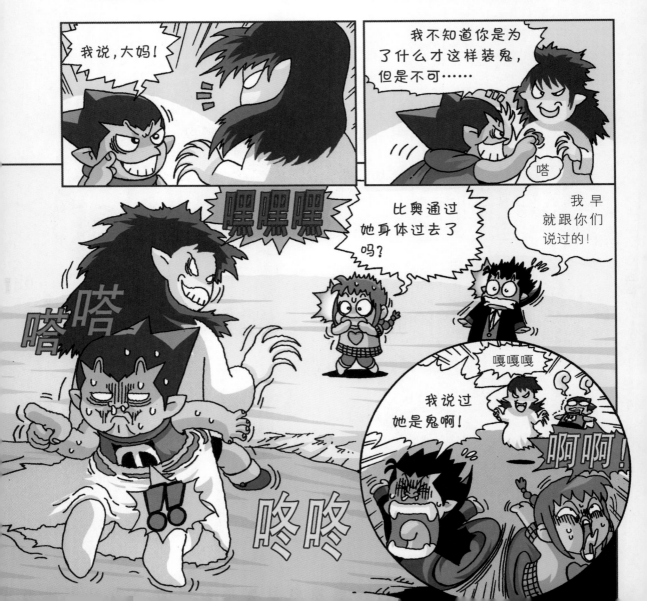

指(趾)甲

人的指(趾)甲是指(趾)端表皮角质化的产物,是从表皮细胞演变而来的,主要成分是角蛋白。人从出生一直到死,其表皮细胞一层一层不断地新陈代谢着,新的角蛋白不断产生出来,因此,指(趾)甲不断生长。人们剪指(趾)甲时不会感觉到疼痛是因为指(趾)甲是由死亡细胞组成的。指甲(趾)最大的作用就是保护手和脚,使手、脚在活动时不至于碰伤柔软的指(趾)尖。

☠ 指(趾)甲的生长

指(趾)甲与周期性休息的头发不同,它们持续生长。指甲平均每天生长 0.1 毫米,从根部生长到指尖一般需要 3~6 个月。中指指甲长得最快,而大拇指指甲长得最慢。趾甲的生长速度是手指甲的一半,从趾甲根部生长到趾尖一般需要 9 个月到 1 年。

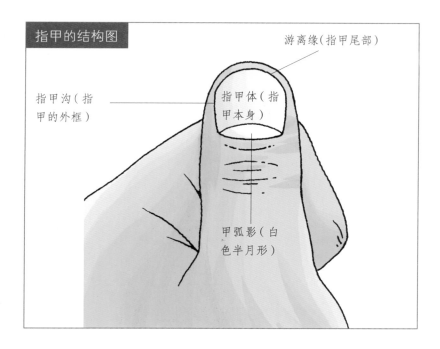

指甲的结构图

游离缘(指甲尾部)

指甲沟(指甲的外框)

指甲体(指甲本身)

甲弧影(白色半月形)

为什么每个人的声音都不同?

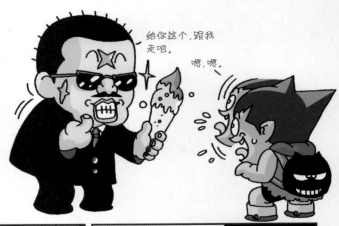

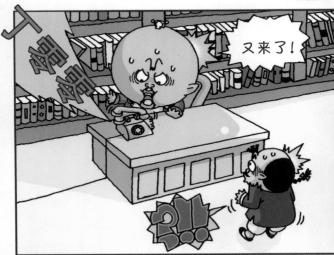

又来了!

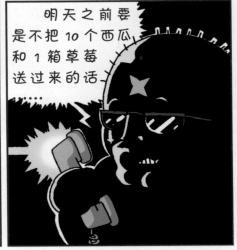

明天之前要是不把10个西瓜和1箱草莓送过来的话......

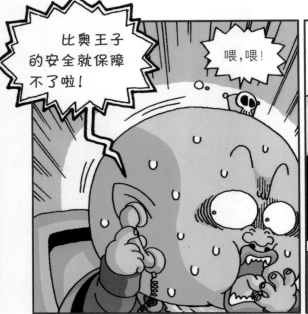

比奥王子的安全就保障不了啦!

喂,喂!

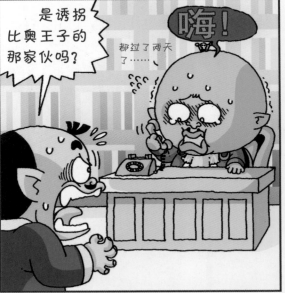

是诱拐比奥王子的那家伙吗?

都过了两天了......

嗨!

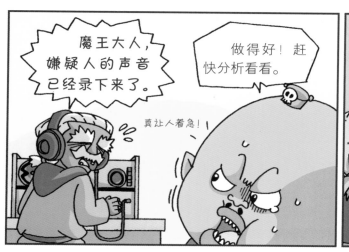

魔王大人，嫌疑人的声音已经录下来了。

做得好！赶快分析看看。

真让人着急！

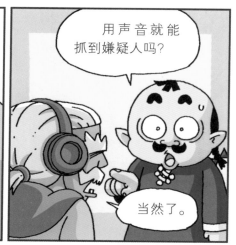

用声音就能抓到嫌疑人吗?

当然了。

声带又粗又长的话就是低音，又细又短的就是高音，男声比女声粗也是这个原因。

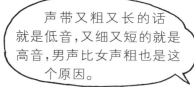

声带
1.8~2.4厘米

喉头软骨

男人

声带
1.3~1.7厘米

喉头软骨

女人

而且每个人的舌、嘴唇、口腔、鼻腔、牙齿、小舌（悬雍垂）等发音器官的模样和结构都不同，因此每个人发出的声音也都不一样。

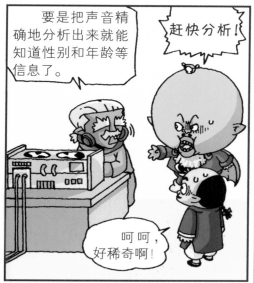

要是把声音精确地分析出来就能知道性别和年龄等信息了。

赶快分析!

呵呵，好稀奇啊!

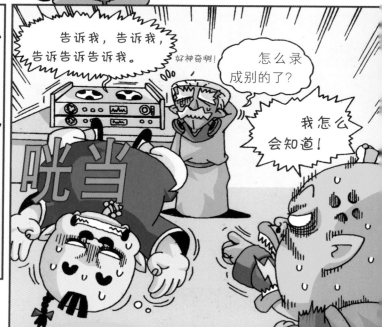

告诉我，告诉我，告诉告诉告诉我。

好神奇啊!

怎么录成别的了?

我怎么会知道!

哐当

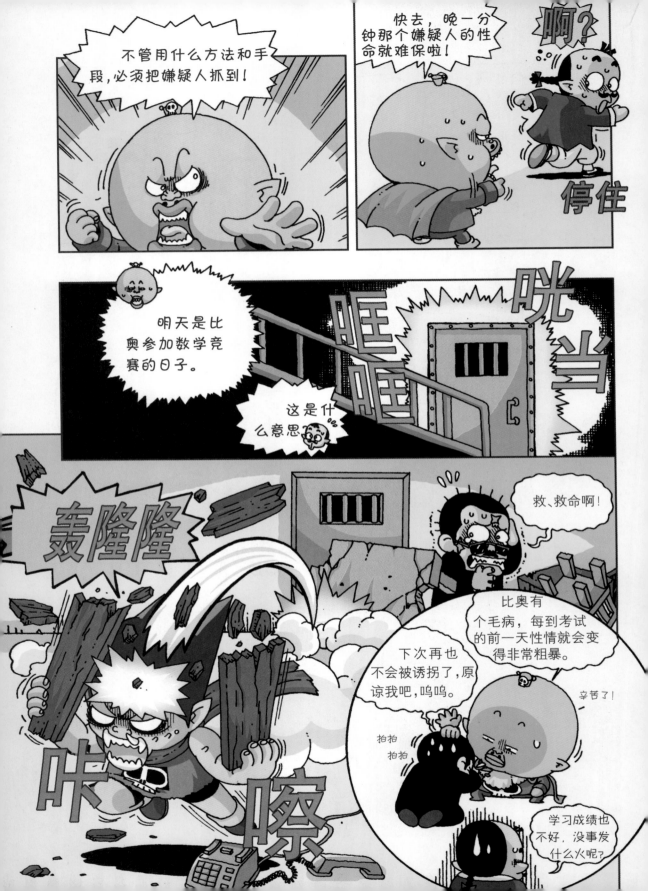

声音与声带

人们说话、唱歌的声音都是由进出气管的气流使声带振动而发出的。声音因人而异的原因是每个人的声带和共鸣腔的差异。用自己的声音模仿别人的声音或鸟、兽等声音,只能是模仿得很像而已,绝对不可能完全一样。

☠声音能把玻璃震碎吗

声带可以发出从轻声细语到大声呼喊的声音,但是用短暂而尖锐的声音将玻璃震碎的故事都是虚构的。目前似乎仍然没有证据表明,有人曾经用自身的声音让玻璃破碎。

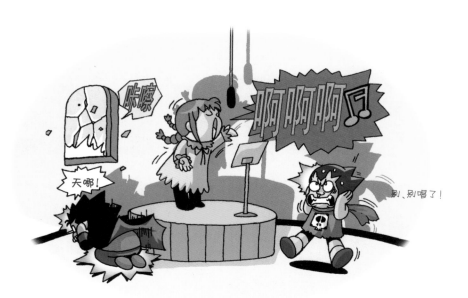

左脑和右脑有什么区别？

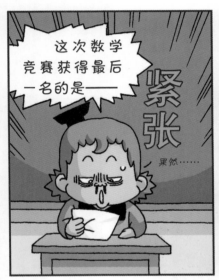

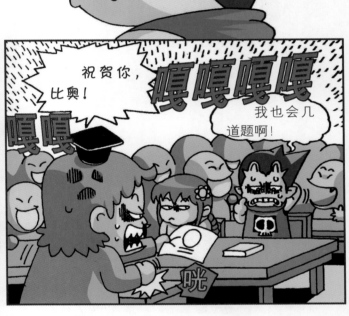

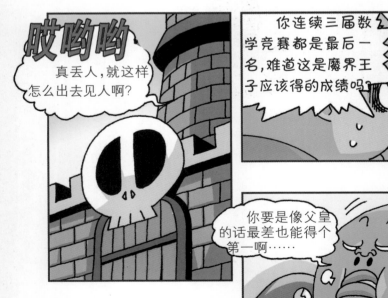

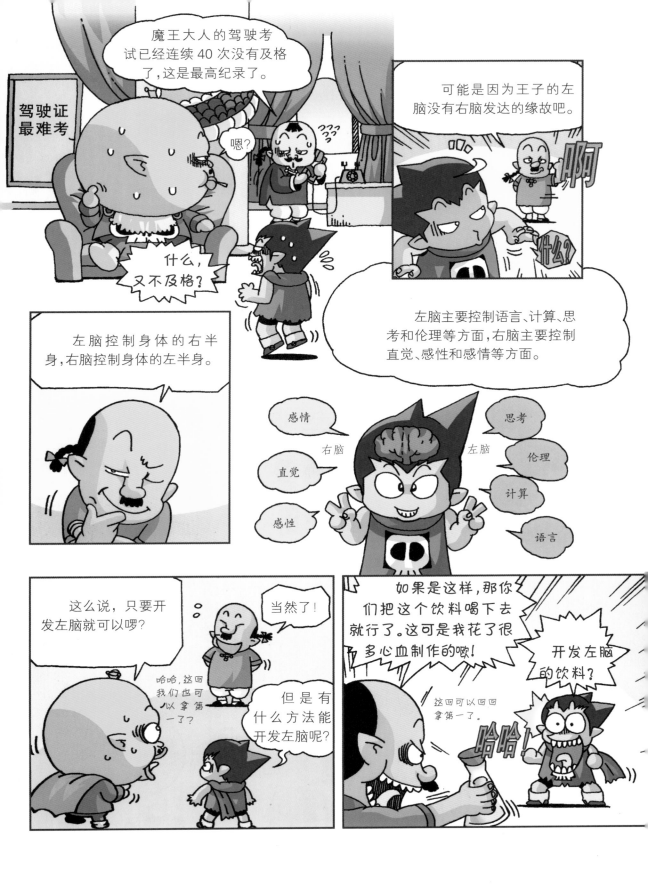

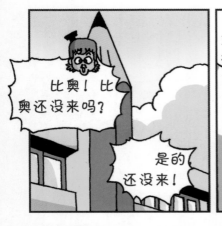
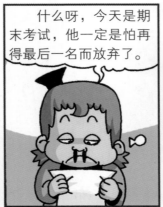
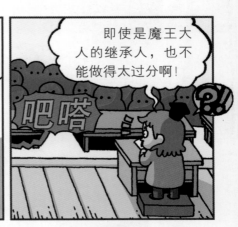
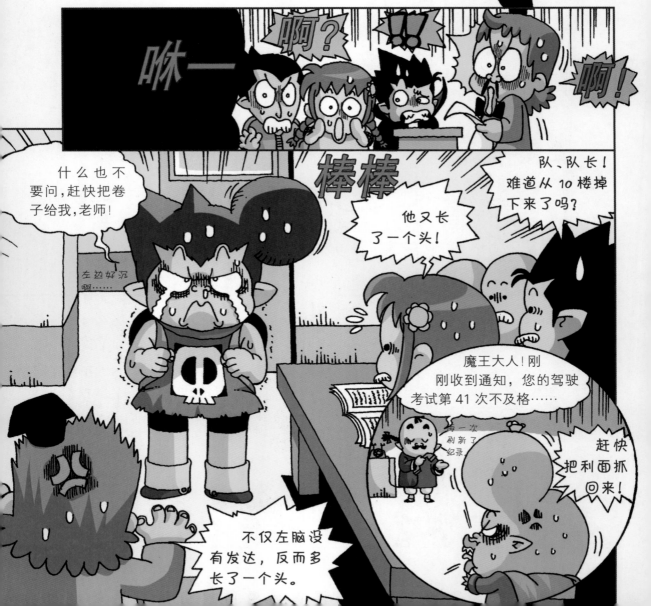

左脑和右脑

人的大脑顶部有一道中央沟,以此为准分为左右两个部分。这两部分的功能是分工合作的,左脑控制右半身,两部分间有横向的神经纤维相联系,互相交流信息,完成各功能区的分工合作。

☠语言区——左脑

语言区具有组词、分析文字和数字、计算,以及思考等作用。

☠感觉区——右脑

感觉区具有欣赏绘画、音乐、运动,对事物和状态的整体感觉,以及抓住重点的直觉等作用。

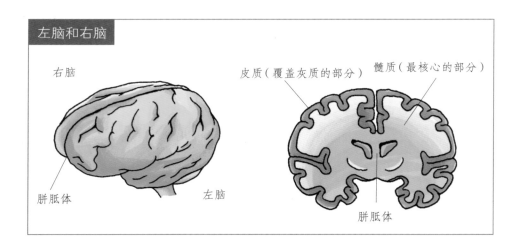

左脑和右脑

右脑

皮质(覆盖灰质的部分) 髓质(最核心的部分)

胼胝体 左脑

胼胝体

有的人为什么会秃头？

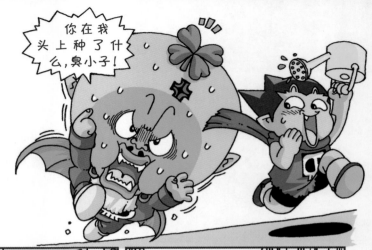

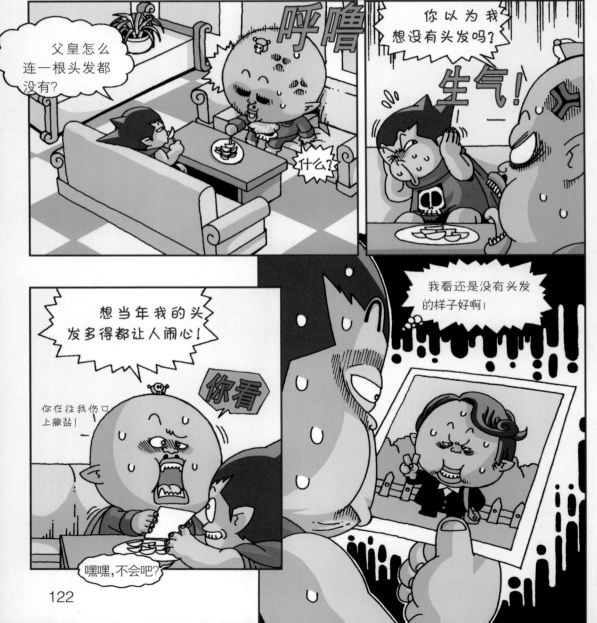

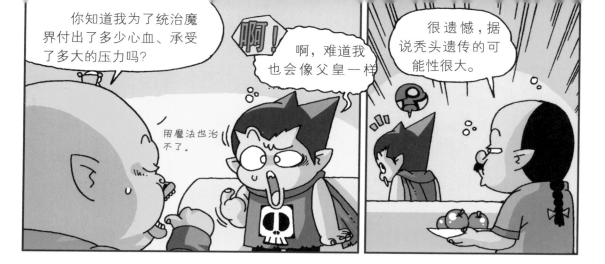

你知道我为了统治魔界付出了多少心血、承受了多大的压力吗？

啊！

啊，难道我也会像父皇一样

用魔法也治不了。

很遗憾，据说秃头遗传的可能性很大。

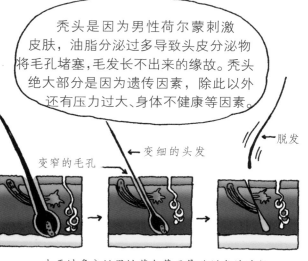

秃头是因为男性荷尔蒙刺激皮肤，油脂分泌过多导致头皮分泌物将毛孔堵塞，毛发长不出来的缘故。秃头绝大部分是因为遗传因素，除此以外还有压力过大、身体不健康等因素。

变细的头发

← 脱发

变窄的毛孔

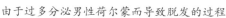

由于过多分泌男性荷尔蒙而导致脱发的过程

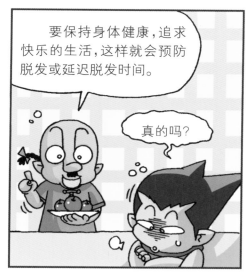

要保持身体健康，追求快乐的生活，这样就会预防脱发或延迟脱发时间。

真的吗？

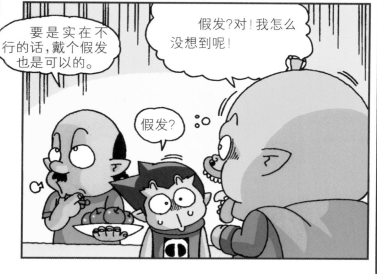

要是实在不行的话，戴个假发也是可以的。

假发？对！我怎么没想到呢！

假发？

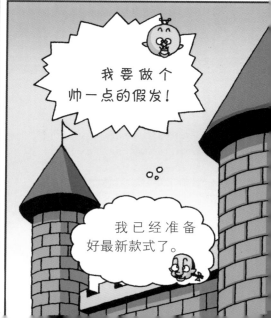

我要做个帅一点的假发！

我已经准备好最新款式了。

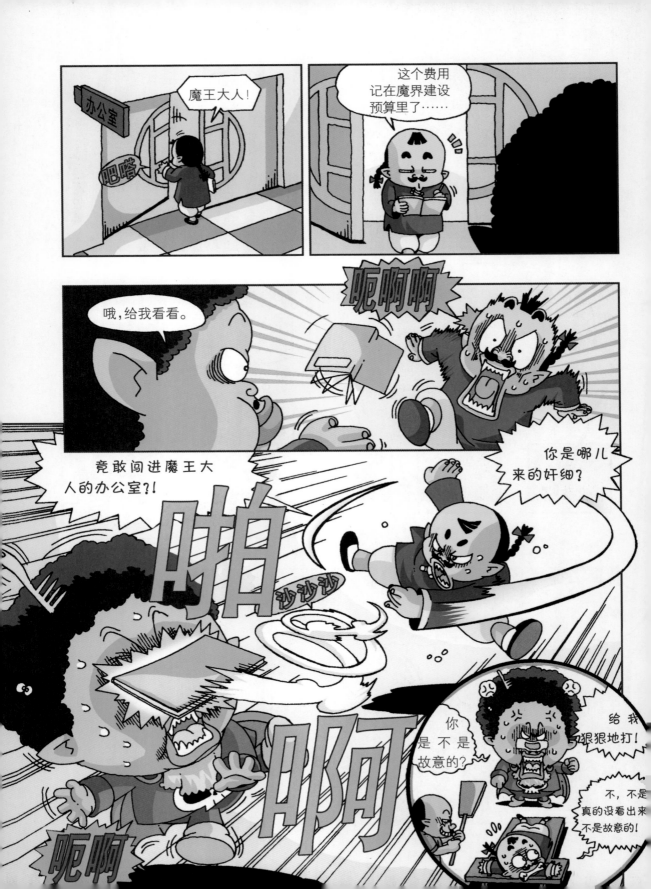

头发的作用

我们的头发不仅能调节头部温度,还具有防止紫外线照射和外力冲击的保护作用。冬天,头发能使头部保持一定的温度,夏天能使头部散发多余的热量。而且,头发还具有弹性和韧性,据说1根头发可支撑约150克的重量,用500根头发拧成一股绳,可以抬起一个人。

☠ 头发的寿命

头发的生命周期可以分为萌芽期、生长期、退化期和静止期。过一段时间,头发就会自然脱落,再长出新的头发。由于年龄、性别、部位、季节等因素不同,每个人头发的生长速度也不同。男女在20岁的时候,头发生长速度最快,随着年龄的增长逐渐缓慢。晚上比白天长得快,春天、夏天比秋天、冬天长得快,平均每天生长0.2~0.4毫米,3天长1毫米左右。阳光照射能加速头发生长。每根头发的寿命一般为2~4年,最长的可达6年。假如连续50年不理发的话,可长到6米以上。

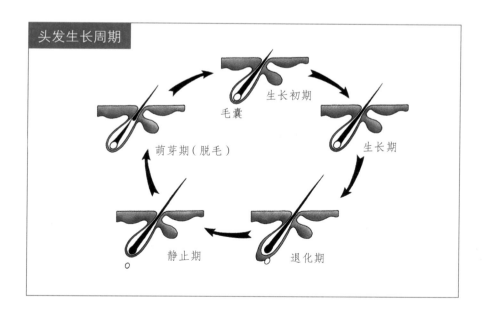

头发生长周期

毛囊 · 生长初期

生长期

退化期

静止期

萌芽期(脱毛)

为什么人的肤色都不一样？

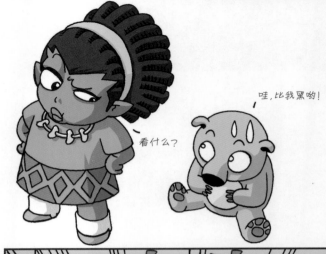

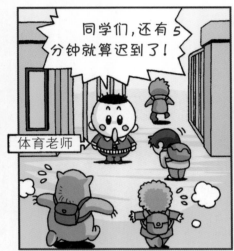

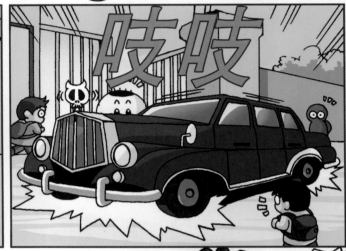

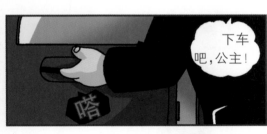

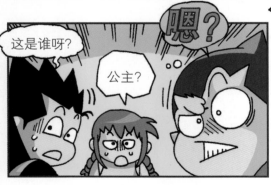

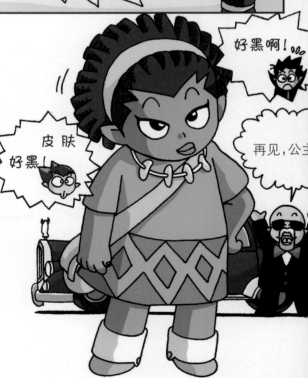

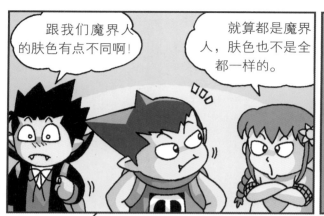

跟我们魔界人的肤色有点不同啊！

就算都是魔界人，肤色也不是全都一样的。

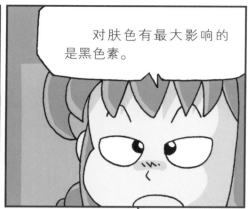

对肤色有最大影响的是黑色素。

种族间肤色的不同也是由于黑色素的浓度差异显现出来的，由于祖先生活的环境，黑种人具有较多分泌黑色素的遗传因子，白种人具有较少分泌黑色素的遗传因子。

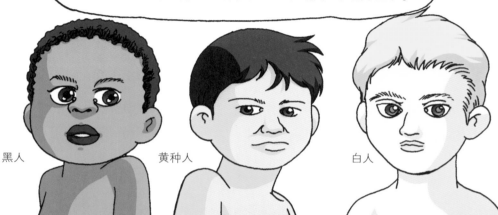

黑人

黄种人

白人

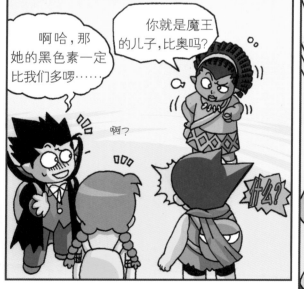

啊哈，那她的黑色素一定比我们多啰……

你就是魔王的儿子，比奥吗？

啊？

什么？

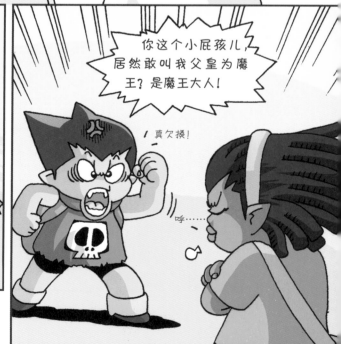

你这个小屁孩儿，居然敢叫我父皇为魔王？是魔王大人！

真欠揍！

哼……

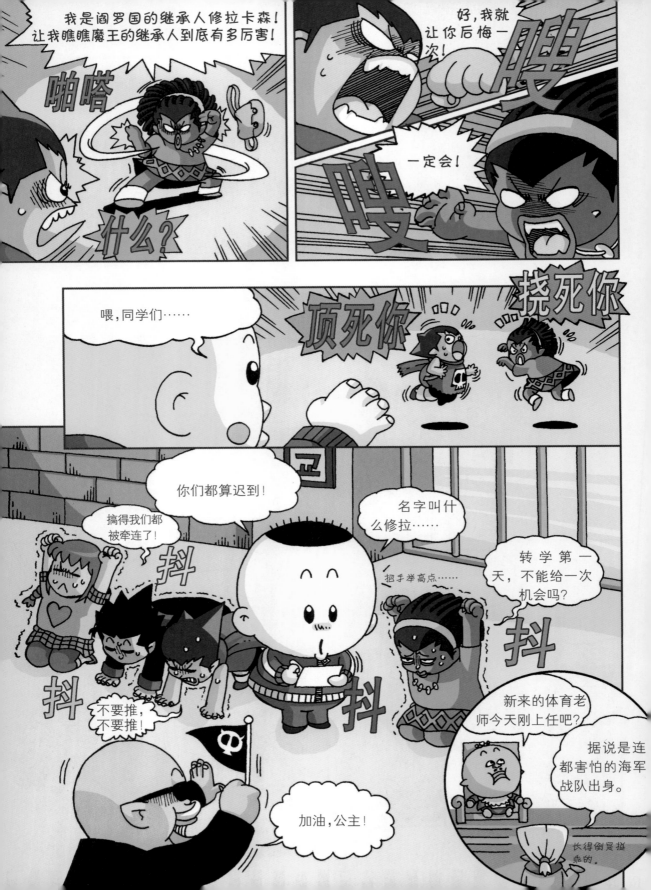

人的肤色

　　人类的皮肤颜色与黑色素在皮肤中的含量及分布状态(颗粒状或分散状)有关。决定肤色的因素有:皮肤本身的颜色和厚度,黑色素颗粒的数量与分布状态、胡萝卜素等色素的数量以及血液等。人种肤色差异的形成决定于黑色素颗粒。肤色是人种分类的重要标志之一,肤色最浅的是北欧居民,其肤色呈粉色,主要是微血管颜色透过皮肤的缘故。肤色深的要算巴布亚人、美拉尼西亚人,特别是非洲的黑人。

☠皮肤为什么会被晒黑

　　黑色素具有隔离紫外线从而保护人体的作用。被太阳晒后皮肤变黑的原因是,皮肤最下层的黑色素细胞在受到紫外线的刺激以后,为了保护身体而分泌黑色素,黑色素向皮肤最外层移动,黑色素细胞汇聚在一起,其范围越来越大。日光强烈的地域,深色皮肤对身体是有利的,而在日光柔弱的地域则浅色皮肤对身体有利。

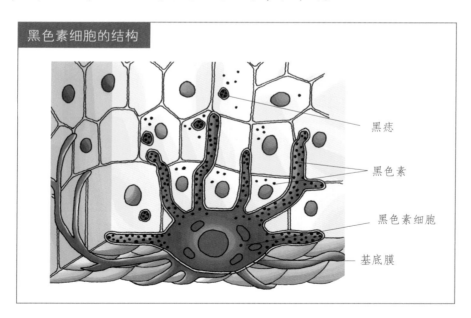

黑色素细胞的结构

黑痣

黑色素

黑色素细胞

基底膜

舌头怎样分辨味道？

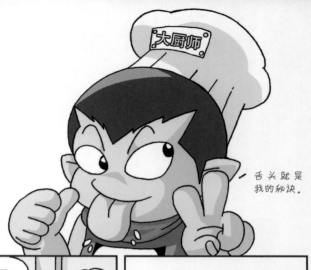

舌头就是我的秘诀。

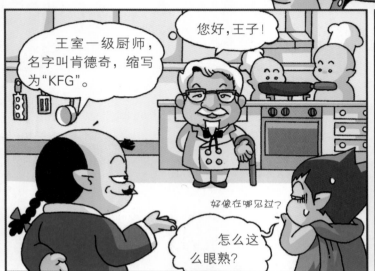

您好，王子！

王室一级厨师，名字叫肯德奇，缩写为"KFG"。

好像在哪见过？

怎么这么眼熟？

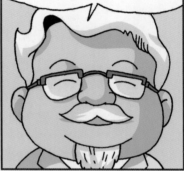

我的任务就是让魔王大人和王子吃上既新鲜又好吃的食物，所以要经常研究。

所有的食物都由我亲自品尝，确认其安全以后才会上菜，所以您可以放心地吃。

所以每次的量都很少哟。

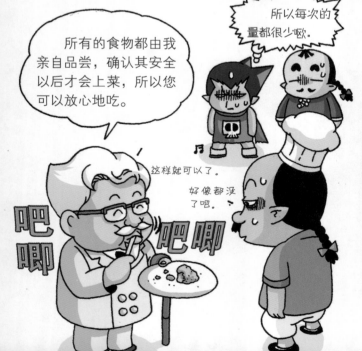

这样就可以了。

好像都没了吧。

吧唧吧唧

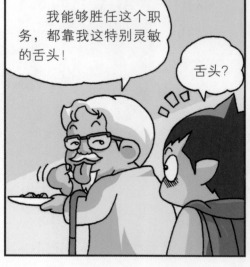

我能够胜任这个职务，都靠我这特别灵敏的舌头！

舌头？

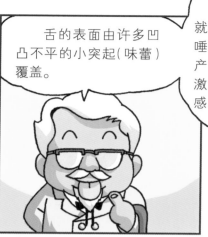

舌的表面由许多凹凸不平的小突起（味蕾）覆盖。

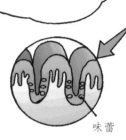

能够分辨出味道的就是这些味蕾，食物经唾液溶化后接触到味蕾产生化学反应，这种刺激传达到大脑，使人们感觉到味道。

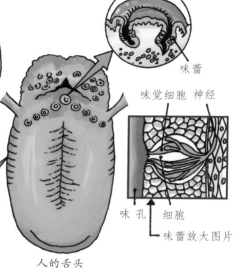

味蕾

味觉细胞 神经

味孔 细胞

味蕾放大图片

味蕾

人的舌头

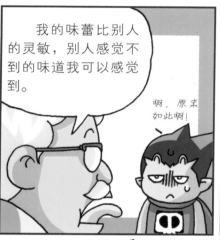

我的味蕾比别人的灵敏，别人感觉不到的味道我可以感觉到。

啊，原来如此啊！

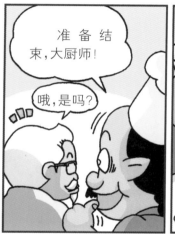

准备结束，大厨师！

哦，是吗？

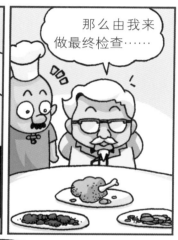

那么由我来做最终检查……

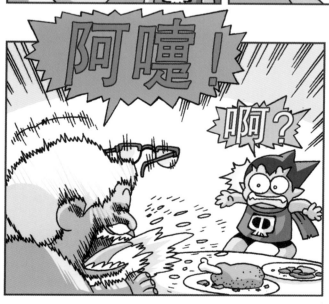

阿嚏！

啊？

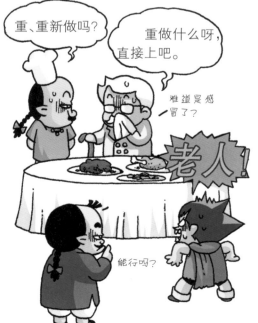

重、重新做吗？

重做什么呀，直接上吧。

难道是感冒了？

老人！

能行吗？

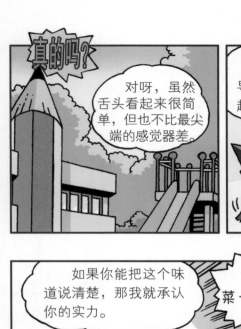
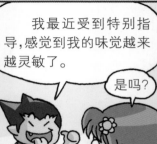
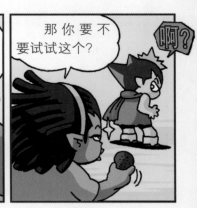
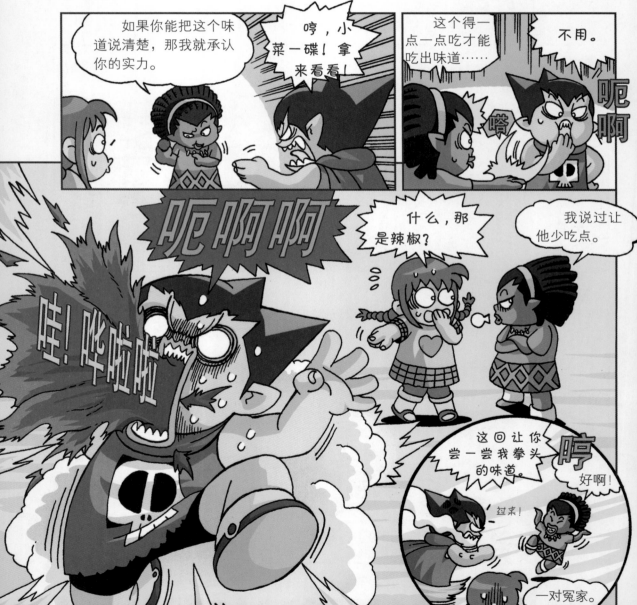

舌头与味觉

在舌头的表面有许多小突起,看起来有点粗糙,上面有许多味蕾。我们能够感觉到味道,全靠这些味蕾上的味觉细胞。味觉能够分辨出甜味、苦味、咸味、酸味,各种味觉细胞分布在不同的部位,舌尖两侧对咸敏感,舌体两侧对酸敏感,舌根对苦的感受性最强,舌尖对甜敏感。

☠嗅觉与味觉的关系

感冒的时候如果鼻塞,食欲就大大降低。为什么会出现这种现象呢?原来,味觉和嗅觉有着密切的联系。舌头分辨味道的同时也需要鼻子的配合。我们觉得某种食物好吃的时候,很大程度上是因为鼻子闻到了食物的香味,因此感冒的时候,如果鼻塞的话,自然就没了胃口。

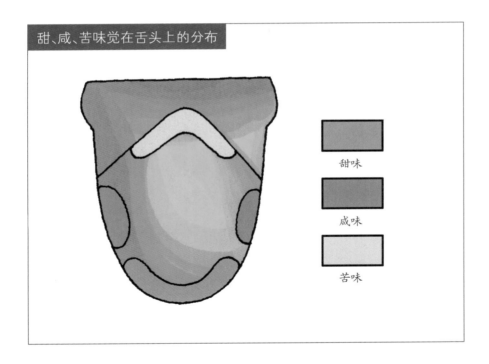

甜、咸、苦味觉在舌头上的分布

甜味

咸味

苦味

为什么会流鼻血?

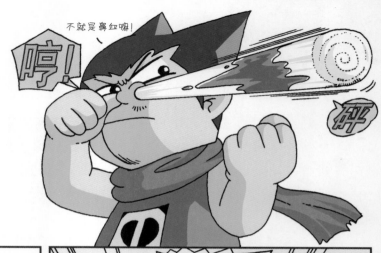

不就是鼻血嘛!

哼!

砰

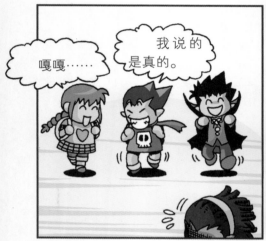

嘎嘎……

我说的是真的。

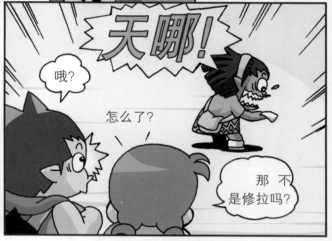

天哪!

哦?

怎么了?

那不是修拉吗?

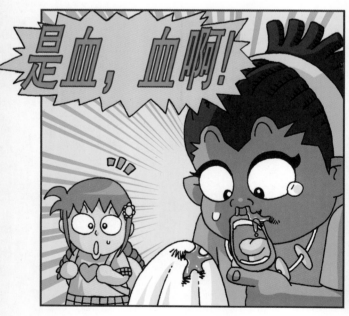

是血,血啊!

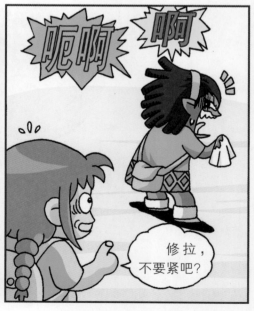

呃啊

啊

修拉,不要紧吧?

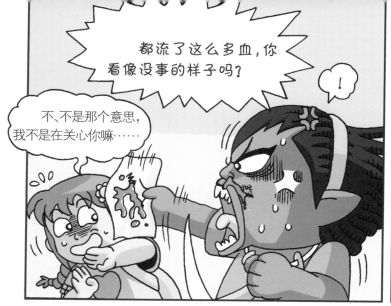

都流了这么多血，你看像没事的样子吗？

不、不是那个意思，我不是在关心你嘛……

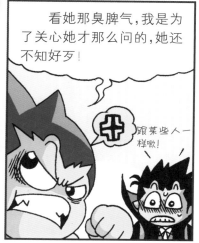

看她那臭脾气，我是为了关心她才那么问的，她还不知好歹！

跟某些人一样嗷！

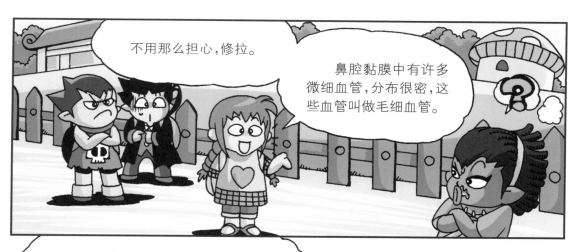

不用那么担心，修拉。

鼻腔黏膜中有许多微细血管，分布很密，这些血管叫做毛细血管。

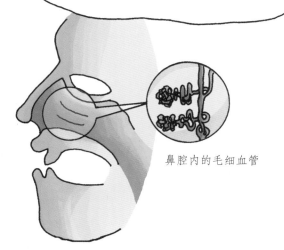

因为毛细血管敏感而脆弱，所以鼻子在受到冲击时毛细血管就会破裂而流血。

鼻腔内的毛细血管

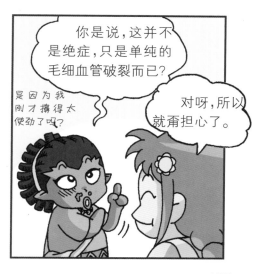

你是说，这并不是绝症，只是单纯的毛细血管破裂而已？

是因为我刚才擤得太使劲了吗？

对呀，所以就甭担心了。

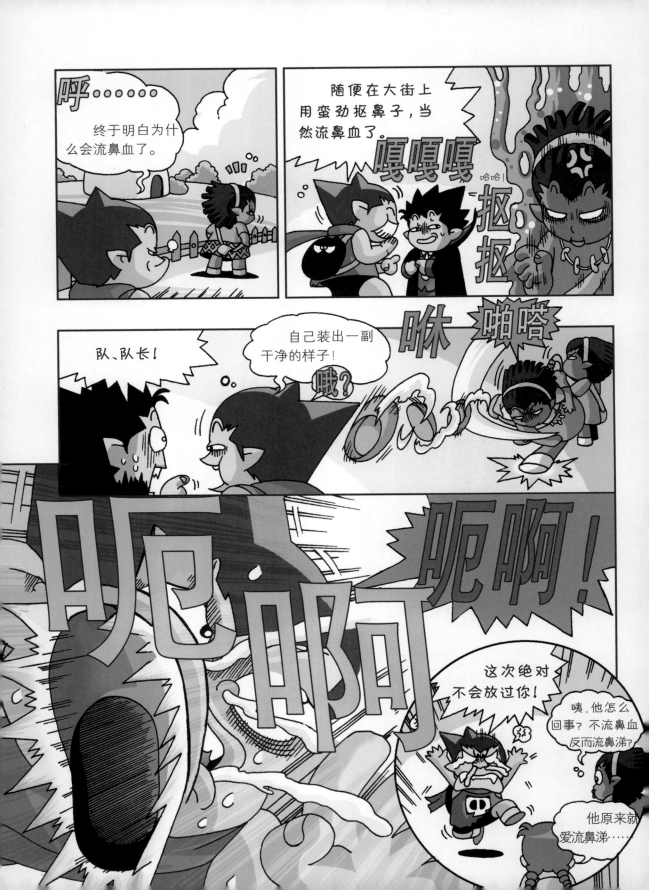

流鼻血的原因

　　鼻腔黏膜中有许多毛细血管,分布很密,而且非常敏感,所以过分用力擤鼻子或鼻子受到外力冲击时,鼻腔里的血管就会破裂而流鼻血。有时熬夜或者过度运动后身体疲劳,也会流鼻血。夏天比冬天更容易流鼻血,因为夏天气温高,血管膨胀,容易破裂。除此以外,有感染、高血压、鼻子内有异物、过敏性反应、肿瘤、血液疾病、心脏疾病等现象都会流鼻血,但一般情况都是因为碰破鼻腔内的毛细血管而流鼻血的。

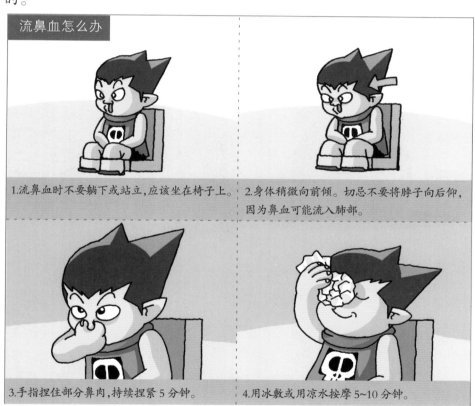

流鼻血怎么办

1.流鼻血时不要躺下或站立,应该坐在椅子上。

2.身体稍微向前倾。切忌不要将脖子向后仰,因为鼻血可能流入肺部。

3.手指捏住部分鼻肉,持续捏紧5分钟。

4.用冰敷或用凉水按摩5~10分钟。

肝脏切除后人可以生存吗？

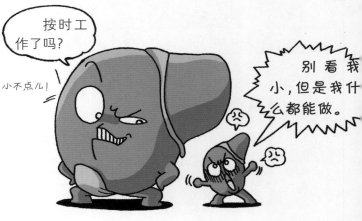

按时工作了吗？

小不点儿！

别看我小，但是我什么都能做。

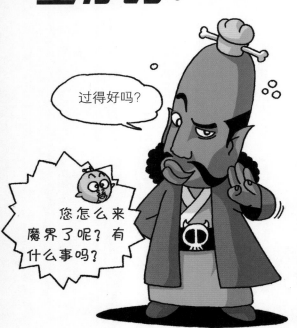

过得好吗？

您怎么来魔界了呢？有什么事吗？

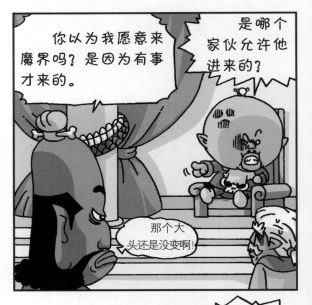

你以为我愿意来魔界吗？是因为有事才来的。

是哪个家伙允许他进来的？

那个大头还是没变啊！

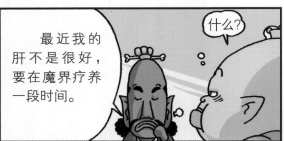

最近我的肝不是很好，要在魔界疗养一段时间。

什么？

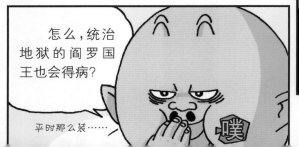

怎么，统治地狱的阎罗国王也会得病？

平时那么装……

噗

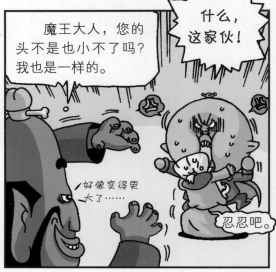

魔王大人，您的头不是也小不了吗？我也是一样的。

什么，这家伙！

好像变得更大了……

忍忍吧。

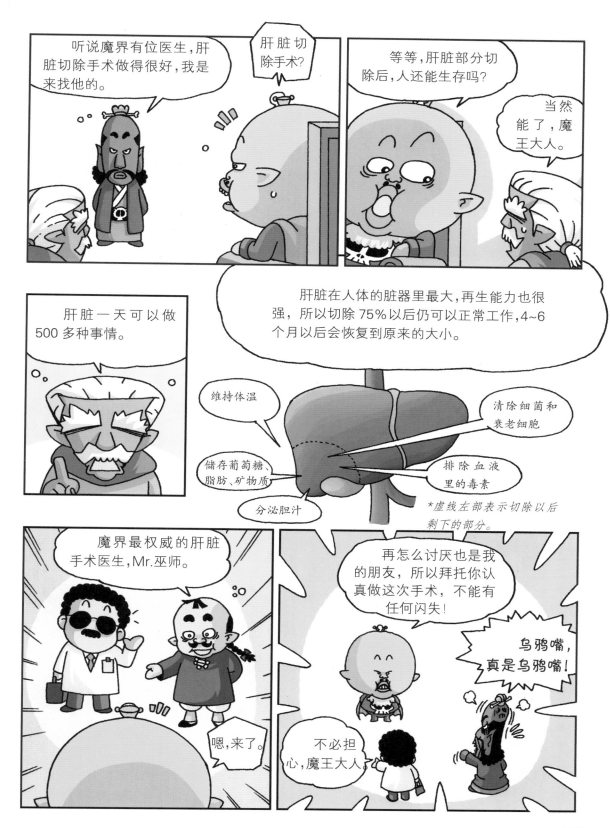

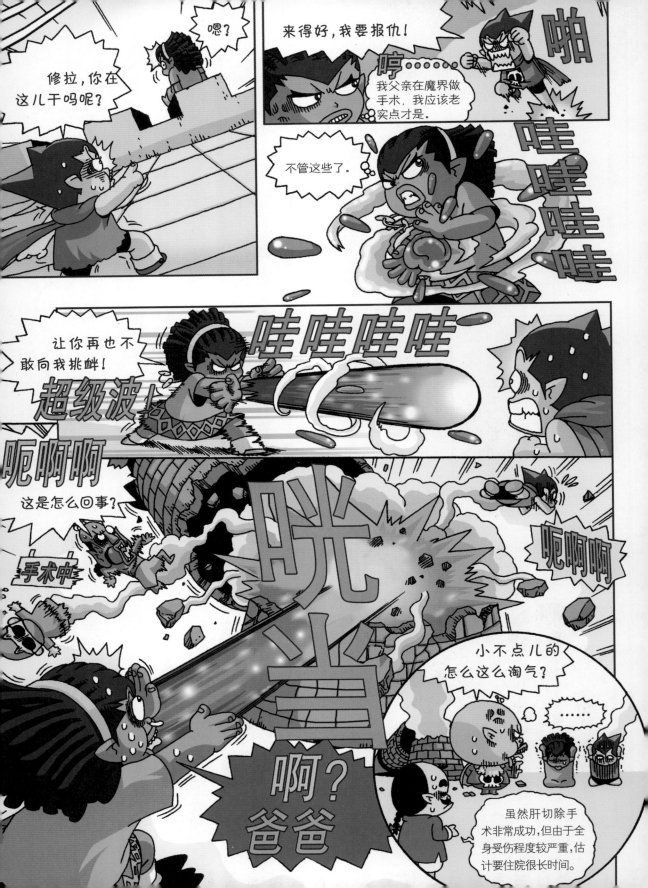

最大的脏器——肝脏

肝脏位于人体中的腹部位置,在右侧横膈膜之下,胆囊的前端、右边肾脏的前方。肝的重量约为 1.5 公斤,是人体内最大的器官。肝功能如果出现异常,可以切除 75% 的肝脏而不会影响其正常功能,并且在几个月内就能恢复到原来的大小。但是大部分肝病初期是没有症状的,这也就是医生称肝病为"隐形杀手"的原因。

☠肝脏的作用

肝脏几乎参与体内的一切代谢过程,其中发生的化学反应约有 500 种以上,人们把肝脏比喻为综合性高效率的生物化学工厂。肝脏最主要的功能是储存和合成从外界摄取的营养素及体内生成的营养素,并且通过分泌胆汁来调节糖代谢,还具有解毒、杀菌、维持体内激素的平衡等多种作用。

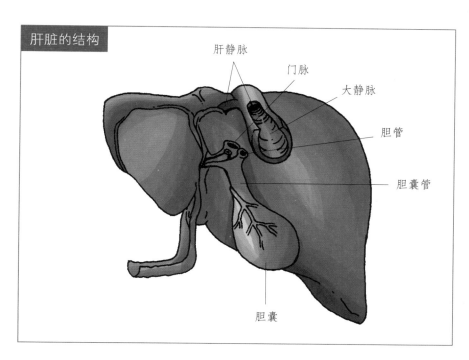

肝脏的结构

肝静脉　门脉　大静脉　胆管　胆囊管　胆囊

为什么耳朵有两只？

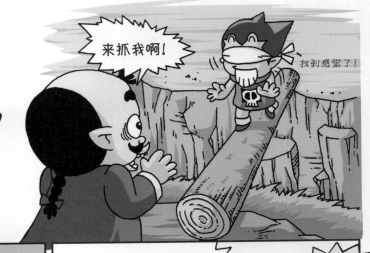

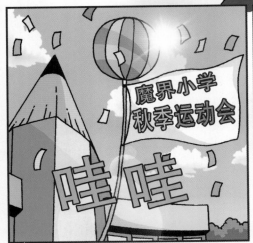

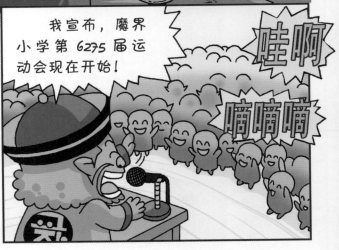

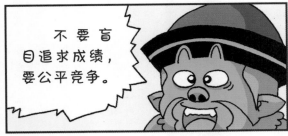

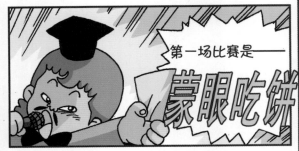

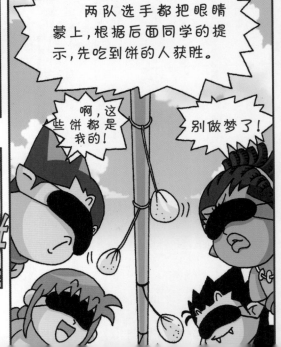

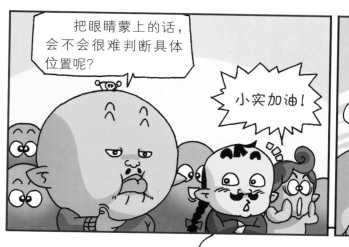

把眼睛蒙上的话，会不会很难判断具体位置呢？

小实加油！

虽然蒙上了双眼，但是还有两只耳朵，所以能够判断具体位置。

是吗？

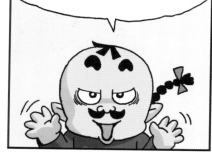

耳朵有两只的原因是为了正确地判断声音发出的位置，包括声音的方向和远近。

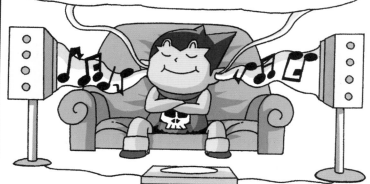

根据声音发出的位置的不同，两只耳朵感受到的振动也不一样，接近声源的耳朵感受到的振动比另一只耳朵的振动更强些。从右侧进来的声音，通过右耳传到左耳；从左侧进来的声音，通过左耳传到右耳。

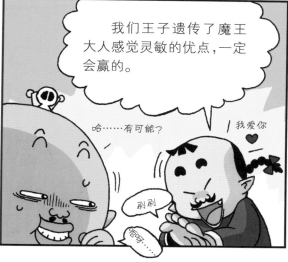

我们王子遗传了魔王大人感觉灵敏的优点，一定会赢的。

哈……有可能？

我爱你

刷刷

呃呃……

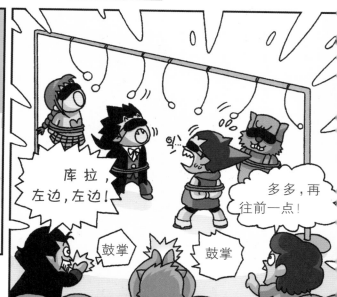

库拉，左边，左边！

多多，再往前一点！

鼓掌

鼓掌

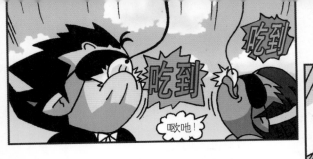

�r吧!

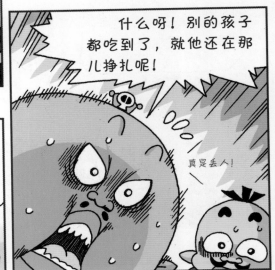

什么呀！别的孩子都吃到了，就他还在那儿挣扎呢！

真是丢人！

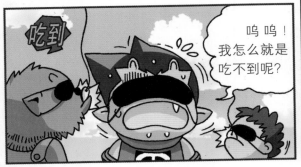

吃到

呜呜！我怎么就是吃不到呢？

比奥，就在后面，就剩一个了！

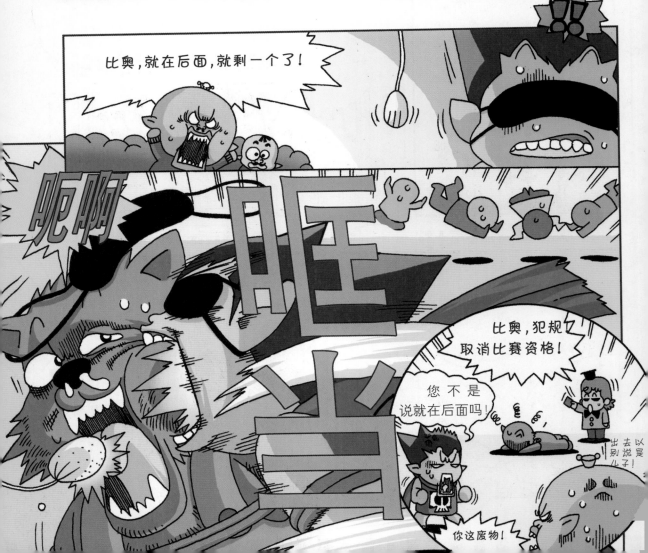

呃啊

哐当

比奥，犯规，取消比赛资格！

您不是说就在后面吗！

出去以别说是儿子

你这废物！

耳朵的结构

耳朵分为外耳、中耳和内耳。外耳有耳廓和传达声音的外耳道,中耳有听小骨和鼓膜等,内耳有耳蜗、前庭和半规管等。

☠外耳的功能

具有收集声波的功能。听管内有脂腺的分泌物,管壁内层有毛,两者皆可阻止异物入耳。

☠中耳的功能

耳膜受到声波的刺激就会振动, 这样的振动在听小骨内增幅,再传到充满液体的内耳。

☠内耳的功能

耳蜗将声音的振动传达到听觉神经,其中具有平衡感觉神经的半规管和前庭将身体维持平衡。

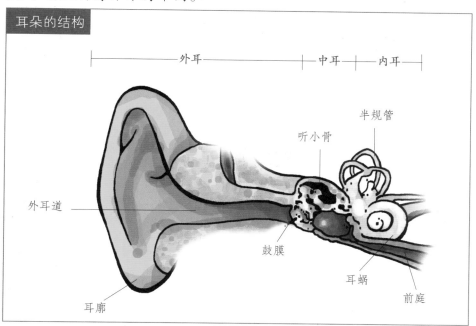

耳朵的结构

人为什么会出汗？

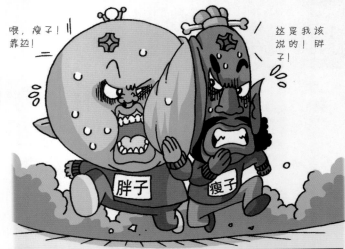

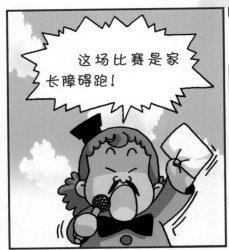

这场比赛是家长障碍跑！

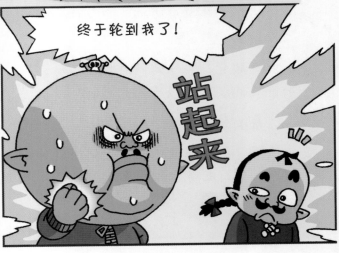

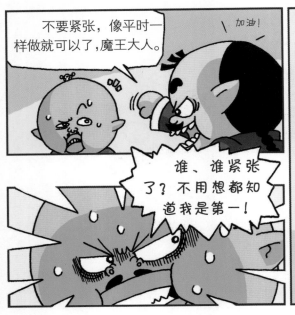

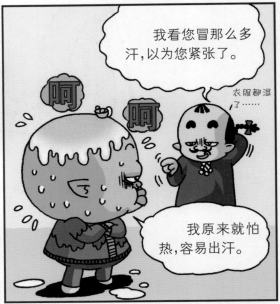

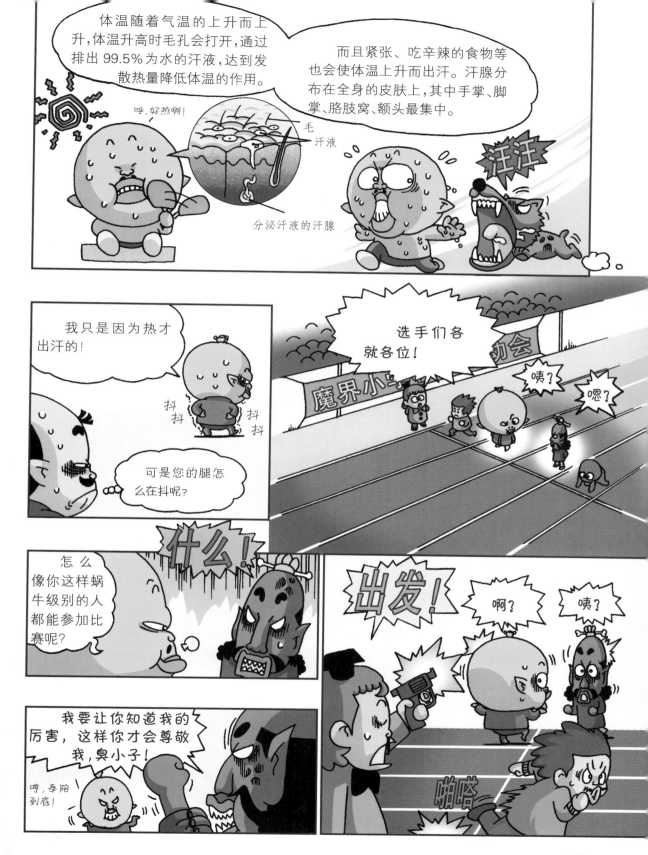

体温随着气温的上升而上升,体温升高时毛孔会打开,通过排出 99.5% 为水的汗液,达到发散热量降低体温的作用。

而且紧张、吃辛辣的食物等也会使体温上升而出汗。汗腺分布在全身的皮肤上,其中手掌、脚掌、胳肢窝、额头最集中。

呼,好热啊!

毛

汗液

分泌汗液的汗腺

汪汗

我只是因为热才出汗的!

抖抖

抖抖

可是您的腿怎么在抖呢?

选手们各就各位!

魔界小

动会

咦?

嗯?

怎么像你这样蜗牛级别的人都能参加比赛呢?

什么!

出发!

啊?

咦?

我要让你知道我的厉害,这样你才会尊敬我,臭小子!

哼,奉陪到底!

啪嗒

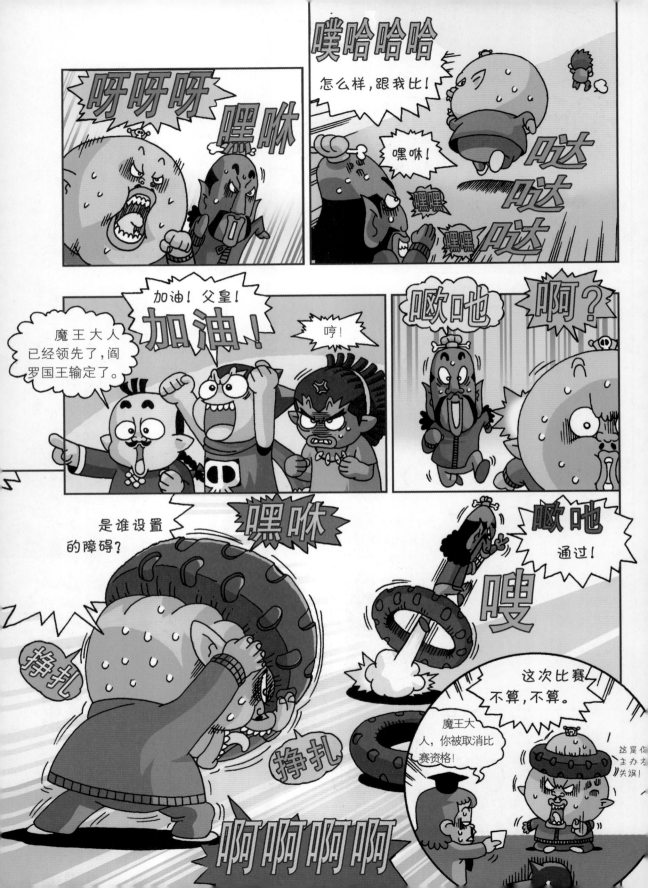

出汗的作用

　　每天，我们的身体都会通过汗液和呼吸将 0.6~1.5 升的水分排出体外。汗液具有排出废物、调节体温、防止皮肤干燥的作用。在高强度运动或天气炎热的时候，每天甚至能够排出 6 升多的汗液。有时，在体温没有异常时也会出较多的汗，如在惊吓、恐惧、紧张等情绪变化或吃辛辣等刺激性较强的食物时。

☠ 产生汗液的汗腺

　　汗腺位于皮肤真皮中，真皮层里的汗腺像线团一样凝聚在一起，这些细细的管道向上皮伸展，形成汗孔。人体 200 万~400 万个汗腺分布在全身，特别是手掌、脚掌、鼻尖、额头、胳肢窝等部位分布得更多，更容易出汗。

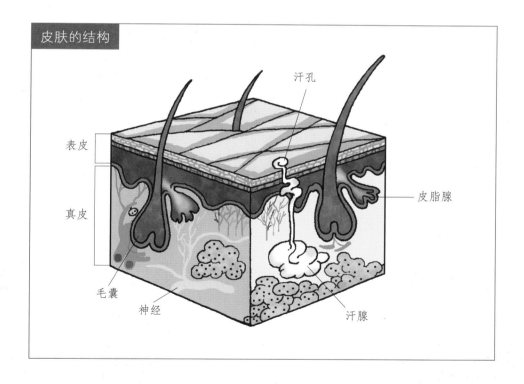

皮肤的结构

表皮
真皮
汗孔
皮脂腺
毛囊
神经
汗腺

伤口流血为什么能止住？

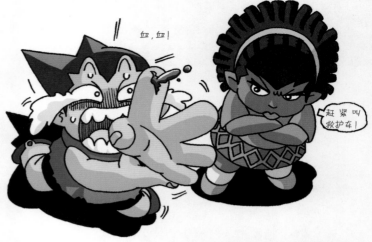

血，血！

赶紧叫救护车！

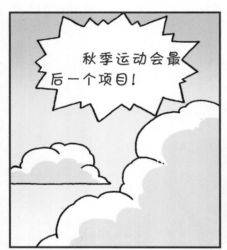

秋季运动会最后一个项目！

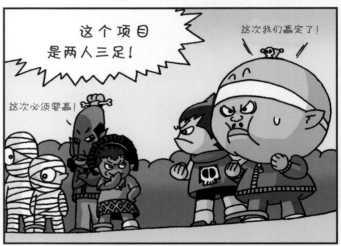

这个项目是两人三足！

这次我们赢定了！

这次必须要赢！

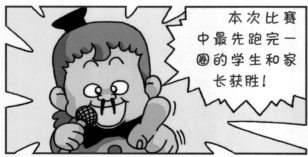

本次比赛中最先跑完一圈的学生和家长获胜！

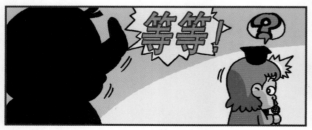

等等！

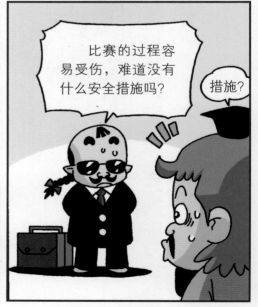

比赛的过程容易受伤，难道没有什么安全措施吗？

措施？

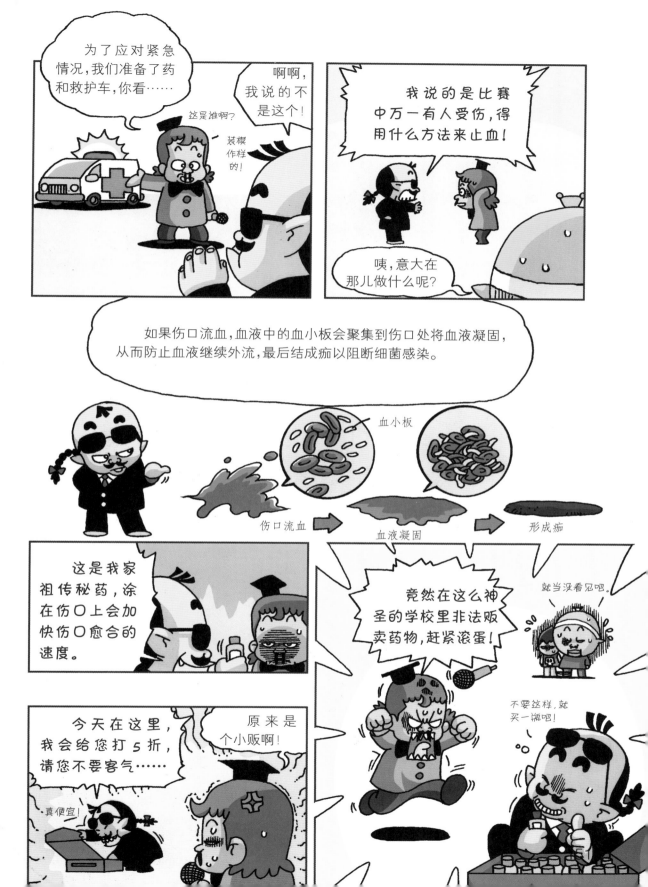

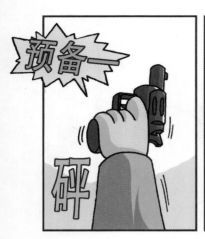

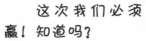
这次我们必须赢！知道吗？

是！

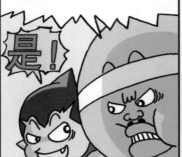
我为了这个比赛求了一张符，上面写的能够让我的瞬间时速达到80公里，嘎嘎。

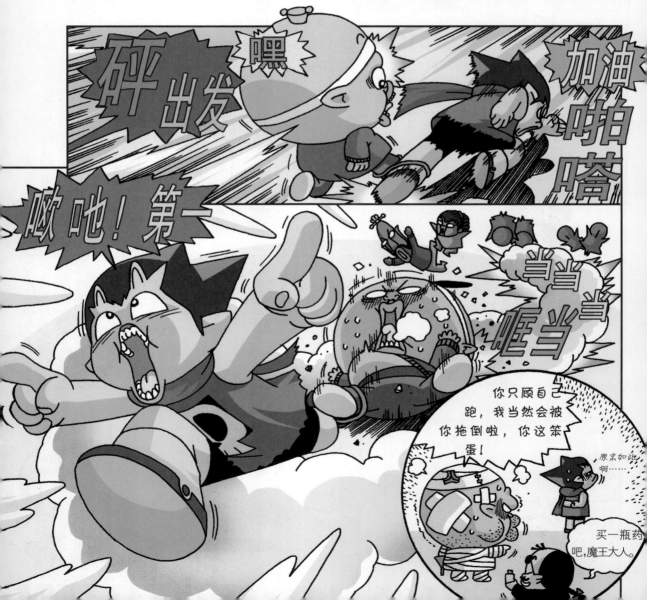

能够凝血的血小板

　　血小板在血液细胞中个头最小,每立方毫米血液中有 10 万~30 万个。它的形状不规则,比红细胞和白细胞小得多,无细胞核。血小板中小而圆的颗粒里具有凝固血液的物质,当血管内壁细胞受伤时,大量的血小板就附着在血管壁上,促进血液凝固,防止出血。血小板在血液里可生存 9~12 天。

☠血友病

　　假如人体内没有血小板,即使是很小的伤口也会流血不止。血友病就是由于先天性凝血因子缺乏而导致的出血性疾病,常因轻微损伤而引起严重出血。

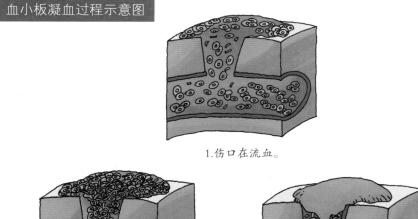

血小板凝血过程示意图

1.伤口在流血。

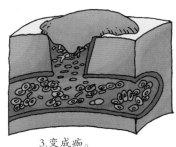

2.血小板凝固。

3.变成痂。

为什么打哈欠时会流眼泪？

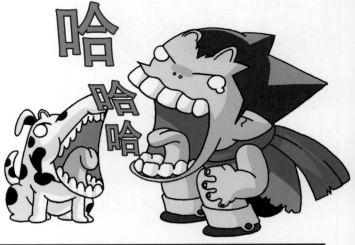

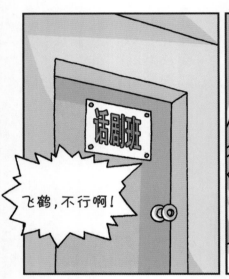

飞鹤，不行啊！

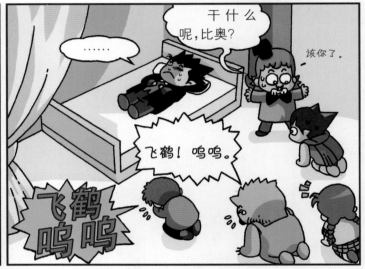

……

干什么呢，比奥？

该你了。

飞鹤！呜呜。

飞鹤
呜呜

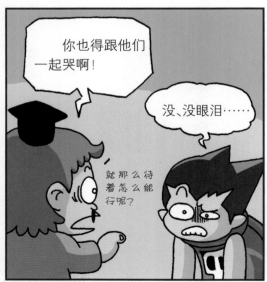

你也得跟他们一起哭啊！

没、没眼泪……

就那么待着怎么能行呢？

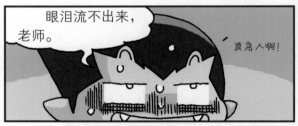

眼泪流不出来，老师。

真急人啊！

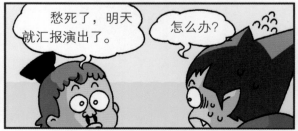

愁死了，明天就汇报演出了。

怎么办？

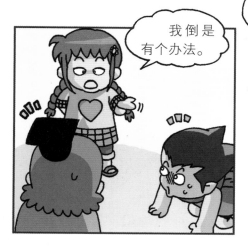

我倒是有个办法。

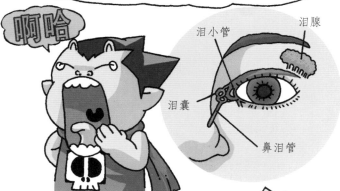

打哈欠会使脸部肌肉活动,同时会用力压住泪囊,这时聚集在那里的眼泪就会流出来。

啊哈

泪小管

泪腺

泪囊

鼻泪管

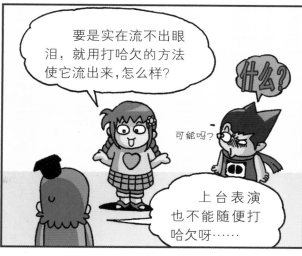

要是实在流不出眼泪,就用打哈欠的方法使它流出来,怎么样?

什么?

可能吗?

上台表演也不能随便打哈欠呀……

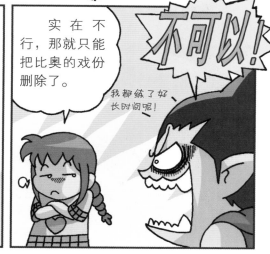

实在不行,那就只能把比奥的戏份删除了。

不可以!

我都练了好长时间呢!

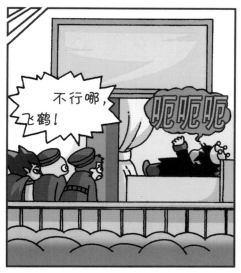

不行哪,飞鹤!

呃呃呃

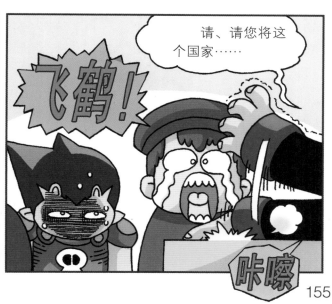

飞鹤!

请、请您将这个国家……

咔嚓

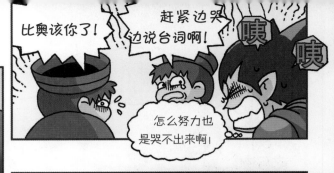

比奥该你了!

赶紧边哭边说台词啊!

咦咦

怎么努力也是哭不出来啊!

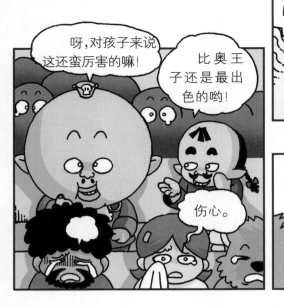

呀,对孩子来说这还蛮厉害的嘛!

比奥王子还是最出色的哟!

伤心。

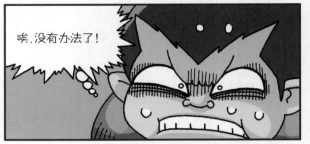

唉,没有办法了!

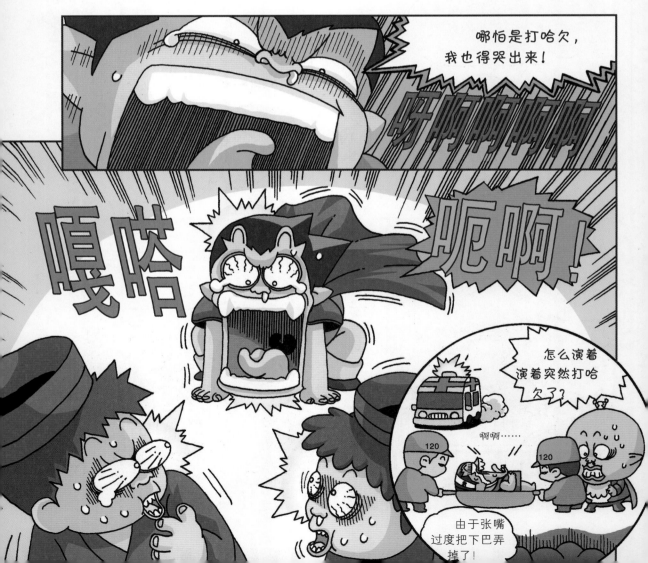

哪怕是打哈欠,我也得哭出来!

呀啊啊啊啊啊

嘎嗒

呃啊!

怎么演着演着突然打哈欠了?

啊啊……

由于张嘴过度把下巴弄掉了!

120

120

眼泪的成分与功能

我们开心或伤心时都会流眼泪，或者受到某种刺激时也会流泪。眼泪中 98.2% 是水分，其余为少量无机盐和蛋白质等。眼泪咸的原因是其中含有无机盐的缘故。眼泪有湿润眼球、清除异物和抑菌排毒等作用。

☠ 生成眼泪的泪腺

泪腺是由细管状腺和导管组成，它就是分泌泪液的器官。眼泪在泪腺产生后聚集在眼睛内部的泪囊里，从泪腺里出来的眼泪先将眼睛清洗一遍，再汇集在泪囊里，最终流入鼻腔。

☠ 哈欠和眼泪

打哈欠时，脸部肌肉会运动，从而刺激泪腺，再挤压泪囊，就会将聚集在里面的眼泪挤出来。但是，连续打哈欠就不会再流眼泪了。

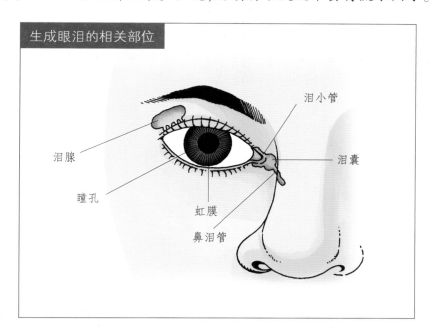

生成眼泪的相关部位

为什么女性不长胡子？

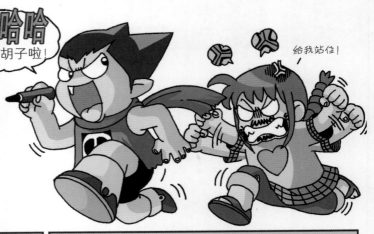

噗哈哈哈
多多长胡子啦！

给我站住！

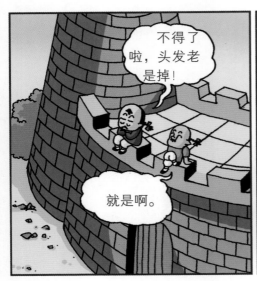

不得了啦，头发老是掉！

就是啊。

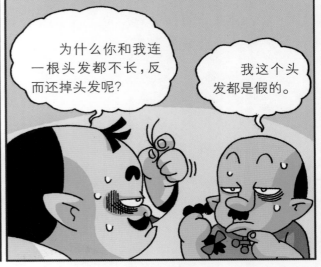

为什么你和我连一根头发都不长，反而还掉头发呢？

我这个头发都是假的。

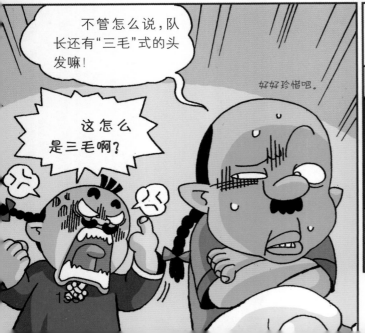

不管怎么说，队长还有"三毛"式的头发嘛！

好好珍惜吧。

这怎么是三毛啊？

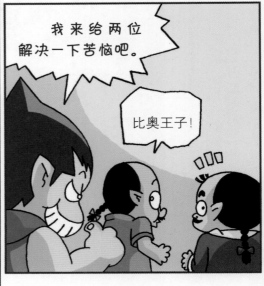

我来给两位解决一下苦恼吧。

比奥王子！

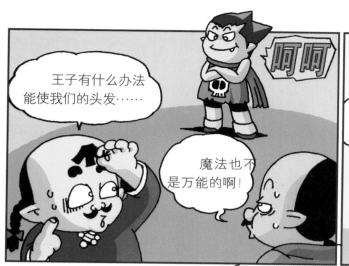

王子有什么办法能使我们的头发……

魔法也不是万能的啊！

啊啊

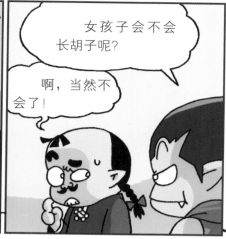

女孩子会不会长胡子呢？

啊，当然不会了！

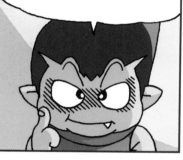

不，女孩子也会长胡子，只是比男孩子的细又少，所以很难发现。

胡子与荷尔蒙有关，男性荷尔蒙能够使胡子和汗毛生长，但是头发就差些。女性荷尔蒙正好与此相反。

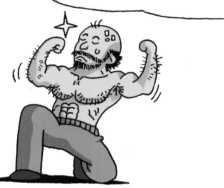

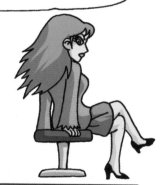

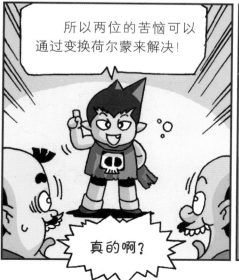

所以两位的苦恼可以通过变换荷尔蒙来解决！

真的啊？

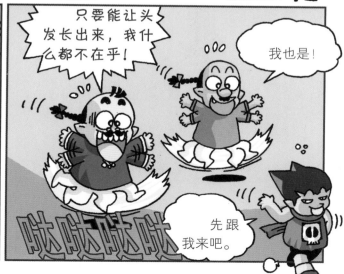

只要能让头发长出来，我什么都不在乎！

我也是！

哒哒哒哒

先跟我来吧。

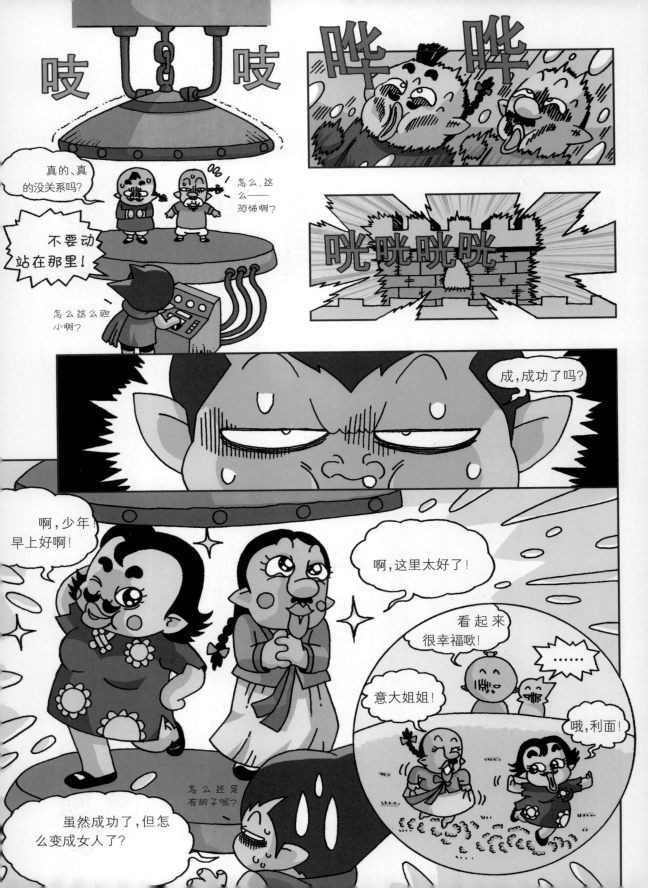

性激素(荷尔蒙)

人的性激素在青春期(10~20 岁)分泌比较旺盛。男性在此期间会逐渐长出胡子,骨骼和肌肉逐渐发达,女性胸部渐渐隆起、身体曲线渐趋女性化。这些性别特征主要是由性激素引起的。

☠粉刺与性激素

粉刺也叫青春痘,是由于性激素分泌过多而造成的。在性激素的作用下,皮肤表皮下的皮脂腺分泌过多的油脂,导致毛囊及皮脂腺阻塞、发炎,从而长出粉刺。由于脸部皮肤比其他部位的皮脂腺多,所以更容易长粉刺。

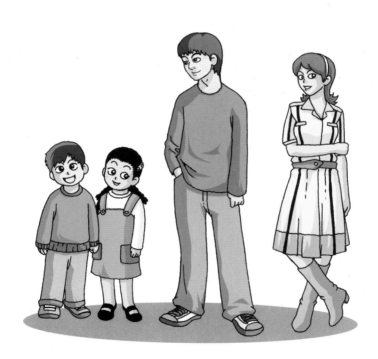

人为什么会做梦?

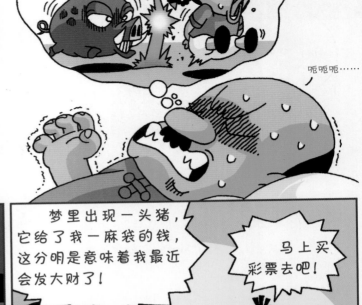

呃呃呃……

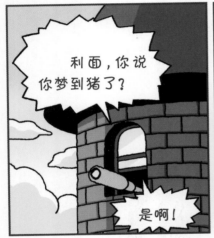

利面,你说你梦到猪了?

是啊!

梦里出现一头猪,它给了我一麻袋的钱,这分明是意味着我最近会发大财了!

马上买彩票去吧!

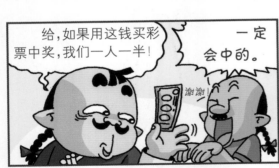

给,如果用这钱买彩票中奖,我们一人一半!

一定会中的。

谢谢

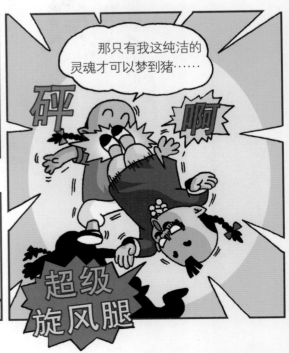

那只有我这纯洁的灵魂才可以梦到猪……

砰

啊

超级旋风腿

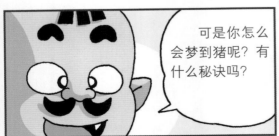

可是你怎么会梦到猪呢?有什么秘诀吗?

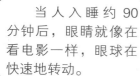
当人入睡约90分钟后，眼睛就像在看电影一样，眼球在快速地转动。

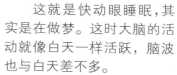
这就是快动眼睡眠，其实是在做梦。这时大脑的活动就像白天一样活跃，脑波也与白天差不多。

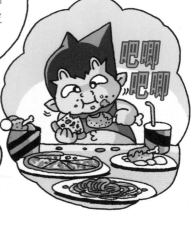
吧唧吧唧

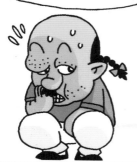
这就是做梦的过程，梦到的内容其实我也不太清楚。

唉什么嘛！

全靠运气吗？

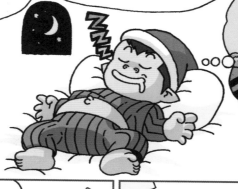

总之我去买彩票了！

认真选数字哟！加油！

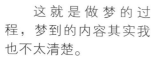
哒哒哒哒

现在开始进行第1805期彩票摇奖。

开始了。

好紧张啊！

嘟嘟

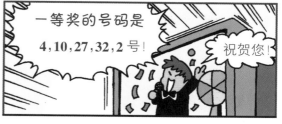
一等奖的号码是4，10，27，32，2号！

祝贺您！

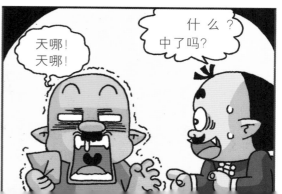
什么？中了吗？

天哪！天哪！

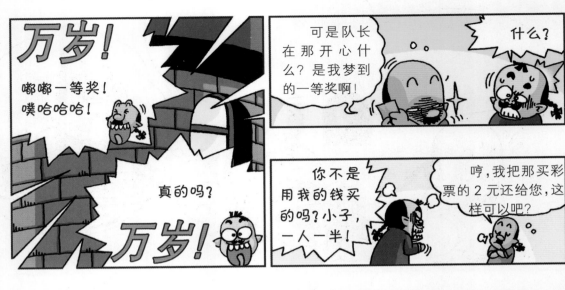

万岁!

嘟嘟一等奖!噗哈哈哈!

真的吗?

万岁!

可是队长在那开心什么?是我梦到的一等奖啊!

什么?

你不是用我的钱买的吗?小子,一人一半!

哼,我把那买彩票的2元还给您,这样可以吧?

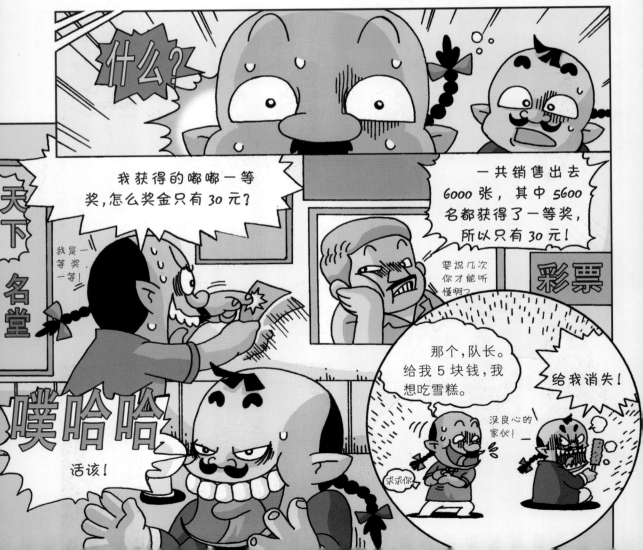

什么?

天下名堂

我获得的嘟嘟一等奖,怎么奖金只有30元?

我是一等奖,一等!

一共销售出去6000张,其中5600名都获得了一等奖,所以只有30元!

要说几次你才能听懂啊?

彩票

那个,队长。给我5块钱,我想吃雪糕。

给我消失!

没良心的家伙!

求求你

噗哈哈

活该!

梦的秘密

　　睡眠由两个交替出现的不同状态所组成,较浅的状态叫做快动眼睡眠,此状态中出现眼球快速运动,并经常做梦;较深的状态叫做慢动眼睡眠,这两种状态在一个晚上能交替 4~6 次。说自己不做梦的人其实并不是没有做梦,只是在快动眼睡眠状态下做梦,当睡醒后没有记住而已。快动眼睡眠和慢动眼睡眠转换的周期平均为 90 分钟,一夜的睡眠中约 80% 为慢动眼睡眠,20% 为快动眼睡眠。

☠快动眼睡眠

　　快动眼睡眠是指身体处在睡眠状态,但大脑还在活动的状态。因为睡的比较浅,所以容易醒。这时眼皮下的眼球在不停地转动,有时还会出现稍微睁开眼睛的现象。

☠慢动眼睡眠

　　慢动眼睡眠是指大脑处在休息的状态。入睡 3 小时后进入慢动眼睡眠状态是最好的,此时翻开眼皮的话只能看见白眼球,此状态会出现翻身、打鼾等现象。

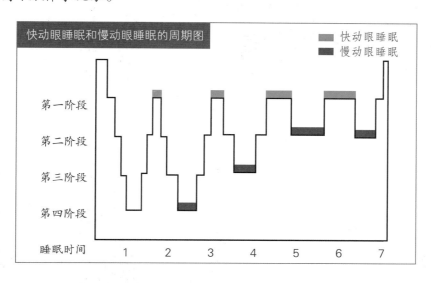

快动眼睡眠和慢动眼睡眠的周期图

快动眼睡眠
慢动眼睡眠

第一阶段
第二阶段
第三阶段
第四阶段
睡眠时间　1　2　3　4　5　6　7

人为什么会放屁?

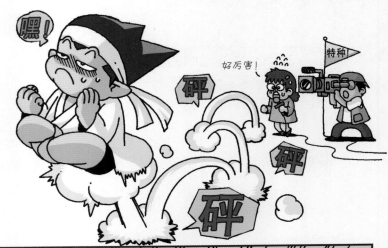

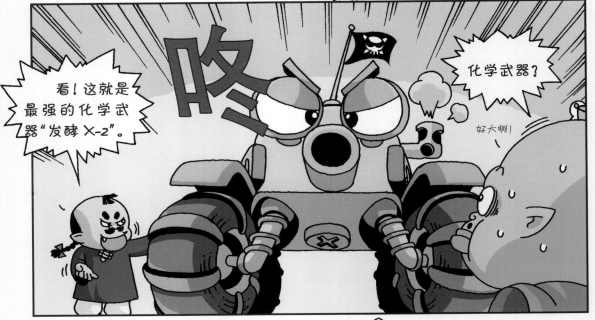

看!这就是最强的化学武器"发酵X-2"。

化学武器?

好大啊!

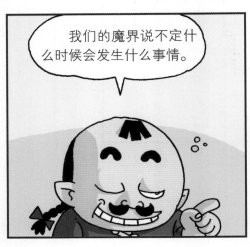

我们的魔界说不定什么时候会发生什么事情。

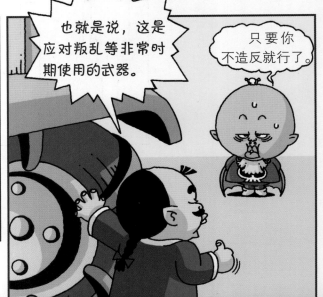

也就是说,这是应对叛乱等非常时期使用的武器。

只要你不造反就行了。

消化和屁

我们吃的食物不能直接到达血液中,而是要经过消化把食物转换成营养素,再通过血液传送到身体各个部位。但是在消化过程中,肠子总是在不断地蠕动,于是就常听到肚子里咕噜咕噜地叫,并产生许多气体。这些气体如果从肛门排出,就是屁。

☠为什么会放屁

吃东西时,如果吸入过多的空气,一部分在体内被吸收,一部分随食物残渣进入大肠,然后食物残渣进入直肠形成大便。这时,通过肠中细菌的分解会产生气体。大便中的气体会给肛门施加压力,当压力增大到难以控制时,就挤出体外。如果多吃了纤维素或豆类等食物,就可能多放屁。

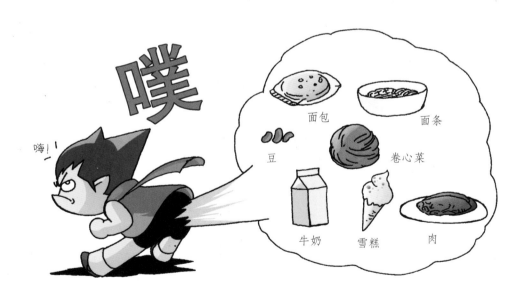

"邪恶"的柳作家!

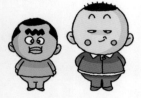

画/金昌镐 文/柳太淳

画室里的故事(1)

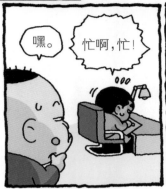

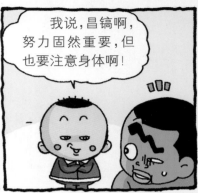

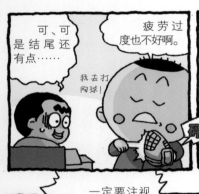

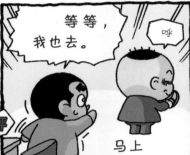

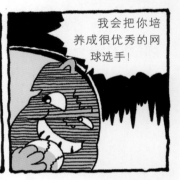

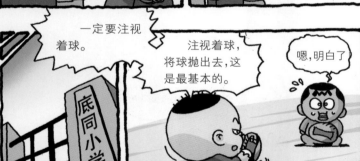

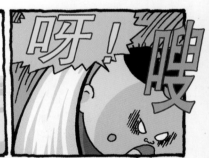

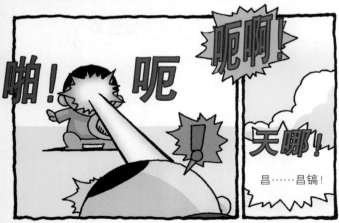

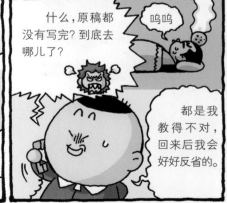

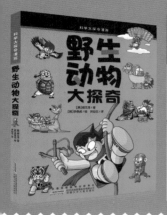

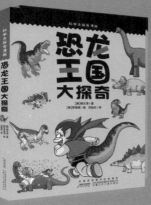

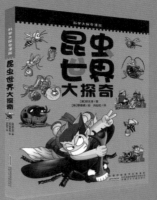

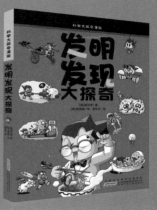

《科学大探奇漫画》共5册

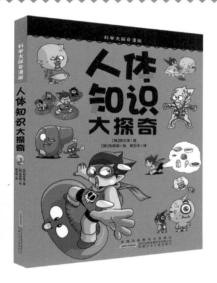

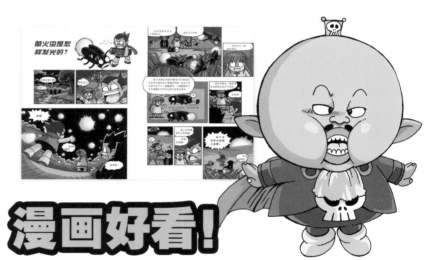

漫画好看!

故事搞笑!

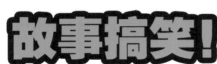

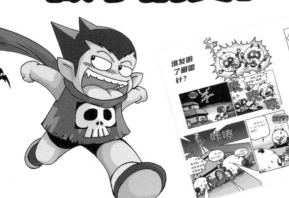

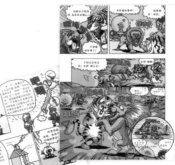

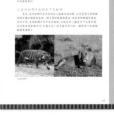

知识有益!

埃及金字塔大探险

全4册

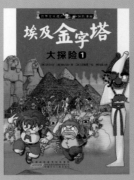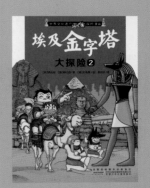

超人气爆笑科普漫画，
让你足不出户，赏人类文化遗产，
亲近世界历史与文明

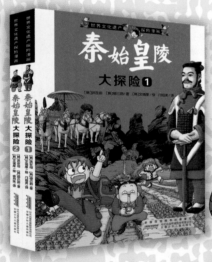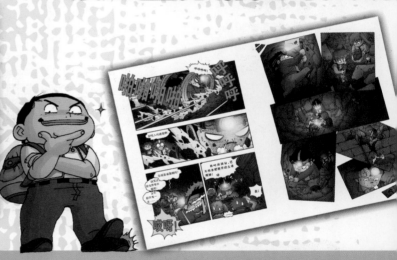

吴哥窟大探险

全2册

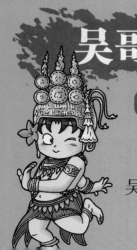

吴哥窟——灿烂的
吴哥文化之精华

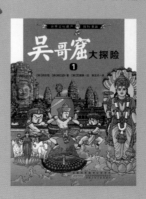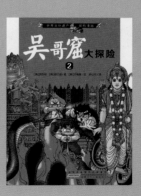

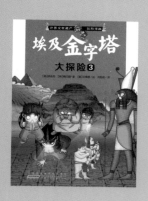
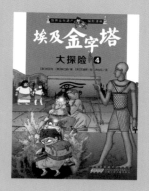
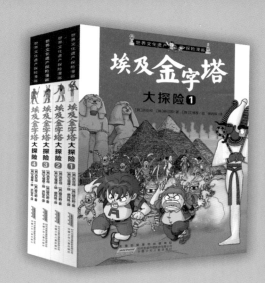

埃及——一座无与伦比的博物馆

秦始皇陵大探险

全2册

秦始皇陵——沉淀千年的历史文化瑰宝

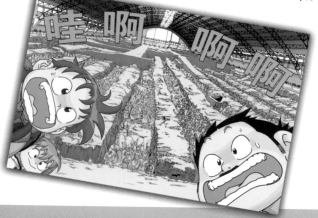
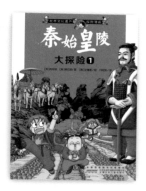
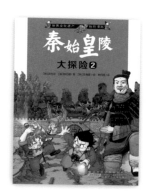

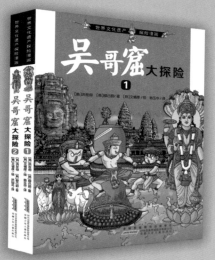
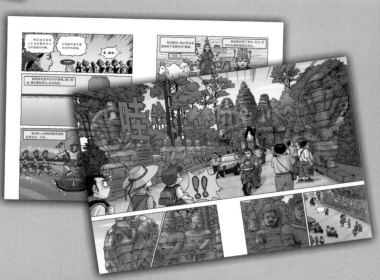

著作权登记号:皖登字 1208628号

요모조모 인체 과학 상식

Text Copyright ⓒ 2008 by Hong, Jaecheol

Illustrations Copyright ⓒ2008 by Kim, Changho

Simplified Chinese translation copyright ⓒ 2019 by Anhui Children's Publishing House

This Simplified Chinese translation copyright is arranged with LUDENS MEDIA CO., Ltd.

through Carrot Korea Agency, SEOUL.

All rights reserved.

图书在版编目(CIP)数据

人体知识大探奇/[韩]柳太淳著;[韩]金昌镐绘;韩玉华译.—合肥:安徽少
年儿童出版社,2009.5(2019.1 重印)

(科学大探奇漫画)

ISBN 978-7-5397-4080-5

Ⅰ. ①人… Ⅱ.①柳…②金…③韩… Ⅲ.①人体 – 儿童读物 Ⅳ.①R32–49

中国版本图书馆 CIP 数据核字(2009)第 065307 号

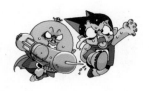

[韩]柳太淳/著
[韩]金昌镐/绘
韩玉华/译

KEXUE DA TANQI MANHUA RENTI ZHISHI DA TANQI

科学大探奇漫画·人体知识大探奇

出 版 人:张克文	版权运作:王 利 古宏霞	责任印制:田 航
责任编辑:王笑非 丁 倩 曾文丽 邵雅芸		责任校对:冯劲松
装帧设计:唐 悦		

出版发行:时代出版传媒股份有限公司　http://www.press–mart.com

　　　　安徽少年儿童出版社　E-mail:ahse1984@163.com

　　　　新浪官方微博:http://weibo.com/ahsecbs

　　　　(安徽省合肥市翡翠路 1118 号出版传媒广场　邮政编码:230071)

　　　　市场营销部电话:(0551)63533532(办公室)　63533524(传真)

　　　　(如发现印装质量问题,影响阅读,请与本社市场营销部联系调换)

印　　制:安徽国文彩印有限公司

开　　本:787mm×1092mm　　1/16　　印张:11.25　　字数:146 千字

版　　次:2009 年 5 月第 1 版　　2019 年 1 月第 4 次印刷

ISBN 978-7-5397-4080-5　　　　　　　　　　定价:28.00 元